PILARES DO EMAGRECIMENTO

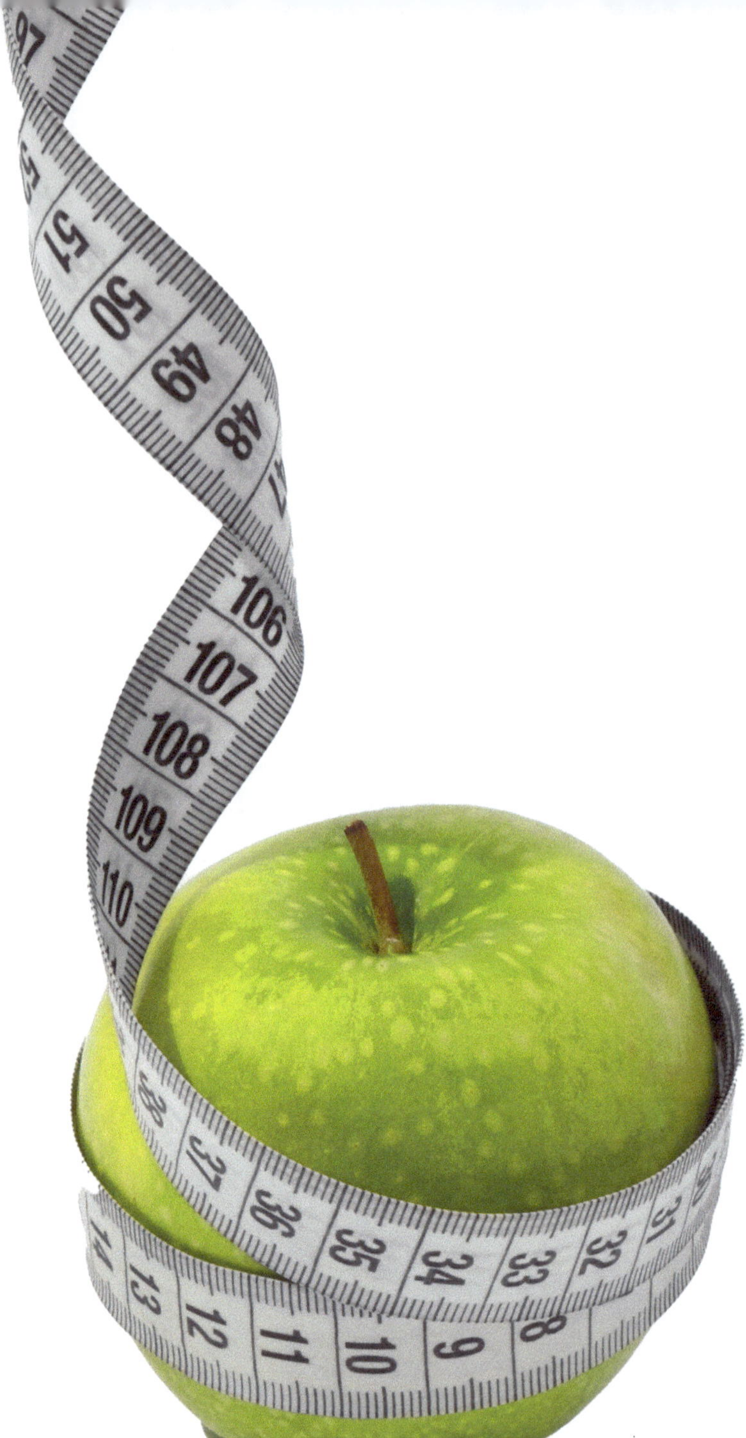

Dr. Ronan Araujo

PILARES DO EMAGRECIMENTO

Não é apenas sobre emagrecimento, é sobre transformar vidas

VITAL

Pilares do emagrecimento: Não é apenas sobre emagrecimento, é sobre transformar vidas

Direção Editorial	Silvia Vasconcelos
Produção Editorial	Silvia Segóvia
Preparação de texto	Deborah Stafussi
Revisão	Andrea Bassoto
Fotos do autor	Herbert Rischer
Capa	Dimitry Uziel
Ilustrações do miolo	Freepik, Shutterstock
Diagramação	Manoela Dourado

Dados Internacionais de Catalogação na Publicação (CIP) de acordo com ISBD

A658p
Araujo, Ronan
Pilares do emagrecimento / Ronan Araujo. - Cotia : Vital, 2025.
168 p. ; 16cm x 23cm.

Inclui índice.
ISBN: 978-65-5579-295-9

1. Saúde. 2. Nutrologia. 3. Emagrecimento. 4. Medicina. I. Título.

CDD 613
2025-2320 CDU 613

Elaborado por Odilio Hilario Moreira Junior - CRB-8/9949

Índice para catálogo sistemático:
1. Saúde 613
2. Saúde 613

2025
Impresso no Brasil
Printed in Brasil
Direitos cedidos para edição à Editora Pandorga
Rodovia Raposo Tavares, km 22.
CEP: 06709-015 – Lageadinho – Cotia – SP
TEL.: (11) 4612-6404

www. editorapandorga.com.br

Dedico este livro a todos os que compartilharam suas histórias comigo: meus pacientes.

À Isabela, minha amada.

À minha querida mãe, Maria Helena, e ao meu saudoso pai, Licínio (*in memoriam*).

Aos meus irmãos, sobrinhos, amigos e colegas de trabalho.

E aos meus fiéis companheiros de quatro patas, Téo e Joaquim, sempre ao meu lado em cada página escrita.

Obrigado por estarem sempre ao meu lado, e por todo amor e paciência.

Obrigado por serem a inspiração por trás dessas palavras e por fazerem parte da minha história.

Com gratidão,

Ronan Licínio de Araujo

SUMÁRIO

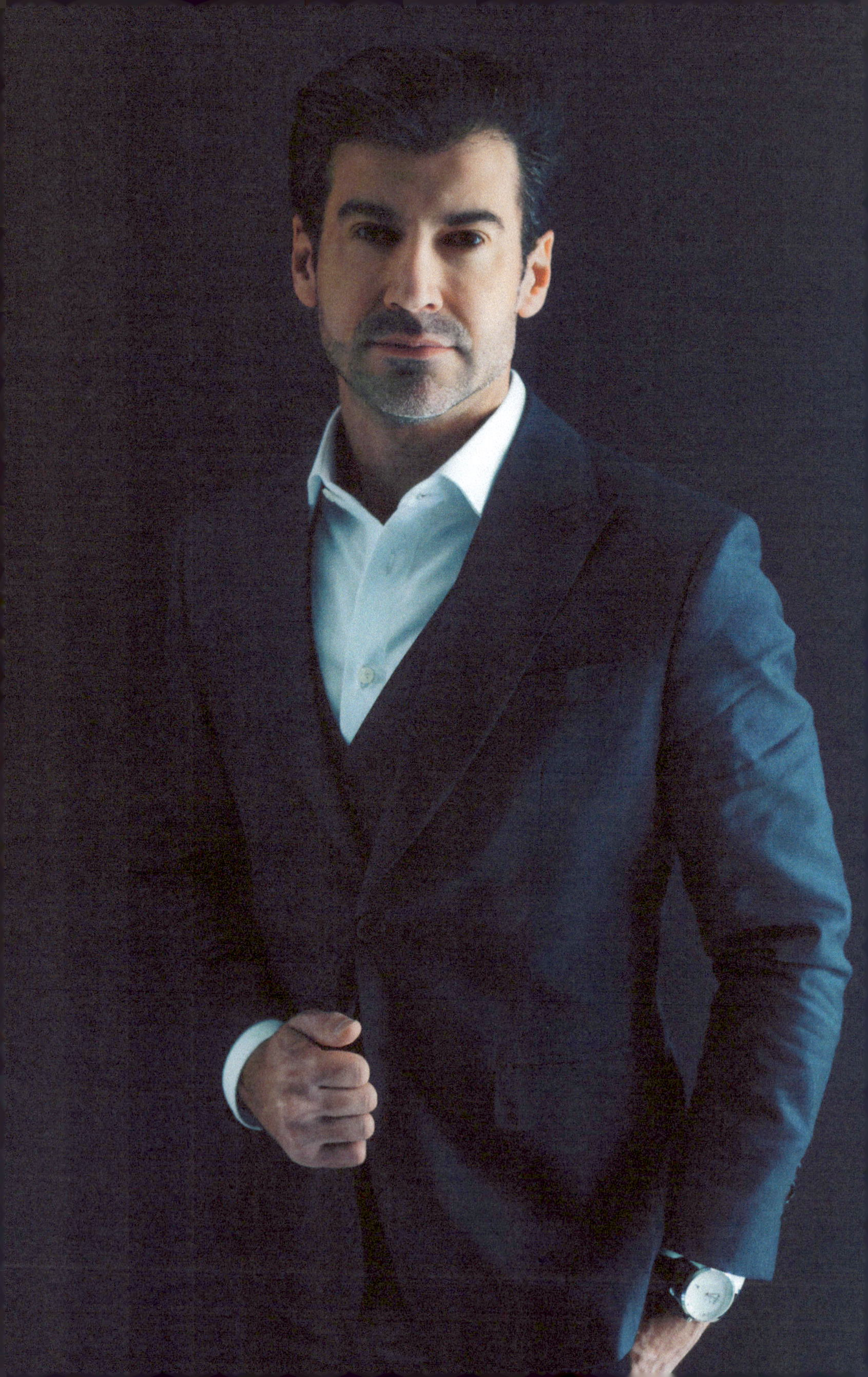

Sobre esta obra

DURANTE a pandemia de COVID-19, o Dr. Ronan Araujo testemunhou de perto os estragos causados pela obesidade nos atingidos pela doença. Trabalhando incansavelmente ao longo de toda a crise, ele percebeu que era o momento de aplicar seu vasto conhecimento para auxiliar aqueles afetados por essa condição. Esse renomado médico, membro da ABESO (Associação Brasileira para o Estudo da Obesidade e da Síndrome Metabólica) e pós-graduado em Nutrologia pela ABRAN (Associação Brasileira de Nutrologia), tornou-se um dos principais especialistas no tratamento da obesidade no Brasil.

No cerne de sua obra, o Dr. Ronan Araujo destaca uma frase que se tornou sua marca registrada: "Não é apenas sobre emagrecimento, é sobre transformar vidas". Essa filosofia reflete a compreensão profunda do autor sobre a crueldade da obesidade, não apenas como uma questão física, mas como algo que pode afetar profundamente a saúde física e emocional das pessoas.

Com uma abordagem técnica, estratégica e científica, o Dr. Ronan oferece um novo olhar para o tratamento da obesidade em seu livro. Ele não se limita aos conselhos convencionais sobre perda de peso, ele busca transformar a maneira como as pessoas pensam sobre saúde. Seu objetivo é inspirar uma mudança de mentalidade que não apenas promova a perda de peso, mas também leve a uma vida mais longa e de melhor qualidade.

Este não é apenas mais um livro sobre dietas e exercícios. É uma narrativa envolvente de um médico que atravessou as trincheiras da medicina tradicional para oferecer uma perspectiva única sobre a obesidade. Dr. Ronan Araujo convida os leitores a repensarem seu relacionamento com o corpo e a saúde, buscando uma abordagem mais completa e sustentável.

Ao ler estas páginas, você não encontrará apenas informações médicas; encontrará uma fonte de inspiração para mudanças significativas em sua vida. Embora este livro ofereça informações valiosas e conselhos embasados em pesquisas e práticas médicas, é crucial ressaltar que ele não deve substituir a orientação personalizada do seu médico ou de outros profissionais de saúde.

Cada indivíduo é único e as abordagens de saúde devem ser adaptadas às necessidades específicas de cada pessoa.

Recomendamos enfaticamente que você consulte regularmente seus profissionais de saúde para discutir qualquer questão relacionada à sua saúde e ao bem-estar de sua família. Esses profissionais possuem a *expertise* necessária para avaliar sua condição de maneira abrangente, considerando fatores individuais, histórico médico e circunstâncias específicas.

Lembre-se, sua saúde é um ativo precioso, e uma parceria colaborativa com seus profissionais de saúde é fundamental para garantir que você receba os cuidados adequados e personalizados. Este livro serve como um guia informativo, mas a orientação personalizada é insubstituível quando se trata de decisões sobre sua saúde.

Ao prosseguir com qualquer plano de saúde, dieta ou programa de exercícios delineado neste livro, é aconselhável discutir essas escolhas com seus profissionais de saúde, garantindo uma abordagem integrada para alcançar seus objetivos.

Entregue-se a esta leitura e permita que a transformação comece.

Introdução

NUM MUNDO distópico não tão distante, uma realidade assustadora se estabeleceu. Aquilo que antes era visto como exceção, agora havia se tornado o novo normal. A obesidade era predominante, e as pessoas com o peso antes considerado adequado eram a minoria. Os padrões de beleza e saúde haviam se transformado de forma radical, moldando uma sociedade em que a obesidade era celebrada e as outras formas físicas eram apartadas. Uma inversão dramática das normas sociais havia ocorrido, redefinindo os conceitos de beleza, saúde e aceitação.

Nesse cenário, a saúde da população havia se deteriorado drasticamente. Doenças crônicas, como diabetes tipo 2, doenças cardiovasculares, hipertensão e problemas respiratórios dominavam o cotidiano. Os sistemas de saúde estavam sobrecarregados, lutando para atender às necessidades crescentes de uma população gravemente doente. Hospitais e centros de saúde estavam lotados, tentando lidar com uma população cada vez mais debilitada. A expectativa de vida havia caído consideravelmente, com muitos indivíduos não chegando nem mesmo à meia-idade.

A falta de mobilidade e os problemas ortopédicos eram comuns na maioria da população. As ruas eram repletas de veículos enormes, pois caminhar havia se tornado uma tarefa difícil. A paisagem urbana estava moldada para a conveniência das pessoas obesas, com escadas rolantes e elevadores em todos os lugares, enquanto as calçadas e os espaços destinados à prática de exercícios eram raros e negligenciados.

A obesidade infantil era uma preocupação constante, com escolas tentando implementar programas de educação alimentar sem muito sucesso. As crianças, criadas nessa cultura obesa desde o início, enfrentavam grandes desafios. A obesidade infantil era epidêmica, com escolas se tornando terreno fértil para a disseminação de hábitos alimentares prejudiciais. A educação física era praticamente inexistente, e as refeições escolares eram carregadas de calorias vazias, perpetuando um ciclo de saúde precária desde a infância.

À medida que o tempo avançava nesse mundo distópico, as consequências nefastas da normalização da obesidade se estendiam para as gerações futuras de maneiras ainda mais alarmantes. A questão genética havia se tornado um fardo inescapável, na medida em que os genes transmitidos de pais para filhos traziam consigo predisposições a inúmeras doenças relacionadas à obesidade.

Com o passar das décadas, a seleção natural inadvertidamente favoreceu os genes que promoviam a armazenagem de gordura e inibiam o metabolismo. A obesidade tinha se infiltrado nos genomas humanos, transformando-se em um legado genético que se perpetuava implacavelmente. A evolução, que normalmente garantia a adaptação a ambientes mutáveis, agora havia se desviado para um caminho obscuro e destrutivo.

Os recursos naturais estavam sob extrema pressão. A demanda por alimentos processados e altamente calóricos havia aumentado exponencialmente e levado à exploração desenfreada do meio ambiente. A agricultura em grande escala para a produção desses alimentos contribuía para a degradação dos solos, a escassez de água e a destruição dos ecossistemas. Apegadas a uma mentalidade consumista, as pessoas ignoravam os danos ambientais em prol de seus desejos alimentares.

As desigualdades sociais também se manifestavam de maneira mais pungente. Aqueles que eram saudáveis enfrentavam discriminação e preconceito, muitas vezes sendo excluídos dos círculos sociais e das oportunidades de emprego. O acesso a tratamentos de saúde adequados também era limitado para essa minoria.

No entanto, nem todos aceitavam passivamente essa realidade. Grupos de ativistas e médicos persistentemente alertavam para os perigos da obesidade em massa, tentando chamar a atenção para a necessidade de uma mudança drástica nos hábitos de vida e na mentalidade coletiva. Eles enfrentavam hostilidade e resistência da sociedade em geral, mas não desistiam de lutar por uma mudança. Campanhas de conscientização eram realizadas para disseminar informações sobre os riscos à saúde associados à obesidade e aos padrões de consumo insustentáveis.

Apesar da resistência, as mudanças eram lentas e difíceis de alcançar. A influência da mídia, da indústria alimentícia e dos padrões culturais estabelecidos tornava difícil reverter o curso dessa sociedade. A maioria continuava a abraçar a obesidade como símbolo de status e aceitação social, ignorando os efeitos devastadores em suas vidas.

Embora seja uma obra de ficção, essa narrativa distópica serve como um lembrete alarmante dos perigos de seguir padrões insustentáveis e prejudiciais à saúde. Ela nos convida a refletir sobre a importância de cultivar hábitos saudáveis e promover uma cultura que valorize a saúde e o bem-estar, além de nos ajudar a reconhecer as implicações destrutivas de uma cultura que normaliza a obesidade e ignora as consequências para as gerações presentes e futuras.

INTRODUÇÃO À IMPORTÂNCIA DO EMAGRECIMENTO SAUDÁVEL

Esse processo é muito mais do que apenas uma batalha contra a balança – é uma revolução completa para toda a sua saúde.

Saúde física

Imagine seu corpo como uma orquestra talentosa, com cada órgão, célula e molécula desempenhando um papel importante. Agora, pense na obesidade como uma música desafinada, atrapalhando o ritmo e causando um estrondoso caos. O emagrecimento saudável é como trazer um maestro habilidoso para reger essa orquestra e trazer harmonia de volta à sua vida.

Quando você embarca no processo do emagrecimento saudável, está dando um grande passo em direção à liberdade física. O peso extra é como uma mochila pesada que você carrega por aí, limitando seus movimentos e sua energia. Com cada quilo desse peso em excesso eliminado de forma consciente, a sensação de leveza e a capacidade de realizar atividades que antes eram um desafio se tornam seus superpoderes.

O emagrecimento saudável é muito mais do que apenas uma busca pela estética. Está profundamente enraizado na melhoria da saúde física e na prevenção de uma série de doenças crônicas que ameaçam nossa qualidade de vida. O excesso de peso e a obesidade não são apenas uma questão de aparência; eles carregam consigo riscos substanciais para a saúde, e é aí que o emagrecimento saudável entra em cena como um escudo protetor.

Imagine sua saúde como uma construção frágil, sujeita a ataques constantes. O excesso de peso é como uma brecha nas defesas dessa construção, abrindo espaço para doenças como diabetes tipo 2, doenças cardíacas, hipertensão e problemas respiratórios. Cada quilo extra adiciona mais pressão sobre os sistemas do corpo, sobrecarregando-os e tornando-os mais suscetíveis a falhas.

O emagrecimento saudável, nesse contexto, age como uma estratégia defensiva eficaz. Cada quilo perdido é como reparar gradualmente as brechas, fortalecendo as fundações da sua saúde. Ao eliminar o excesso de peso, você reduz significativamente os fatores de risco associados a essas doenças. É como fortalecer as paredes de uma fortaleza, tornando-a mais capaz de resistir aos ataques dos inimigos da saúde.

Além disso, emagrecer de forma saudável tem um efeito benéfico no sistema cardiovascular. O coração e os vasos sanguíneos têm que trabalhar mais quando há excesso de peso, o que aumenta o risco de doenças cardíacas. Ao perder peso, você alivia essa carga, permitindo que seu coração bombeie com mais eficiência e melhore a circulação sanguínea. É como dar ao seu coração um alívio, permitindo que ele funcione sem sobrecarregar.

Qualidade de vida

O emagrecimento saudável é como sintonizar-se com o seu corpo. À medida que você adota hábitos melhores, uma alimentação equilibrada e pratica atividades físicas, está dando ao seu corpo os nutrientes e o movimento que ele precisa para funcionar em sua melhor forma. Essa conexão nutre uma sensação de vitalidade e bem-estar, permitindo que você aproveite a vida com mais plenitude.

O emagrecimento saudável é como nutrir a autoconfiança de dentro para fora. Conforme você conquista suas metas de saúde, ganha uma confiança inabalável em sua capacidade de superar desafios. Essa autoconfiança se espalha para outras áreas da sua vida, impulsionando você a enfrentar novas oportunidades com coragem.

Pense nas atividades que você ama, mas que eram difíceis de realizar por conta da limitação do excesso de peso. Agora, imagine como seria poder desfrutar plenamente dessas atividades. O emagrecimento saudável é como abrir portas que antes estavam fechadas. À medida que você ganha mobilidade e agilidade, as oportunidades para desfrutar da vida se multiplicam.

Imagine seu corpo como um sistema complexo com muitas engrenagens interconectadas. O sobrepeso e a obesidade são como uma engrenagem desalinhada que perturba o funcionamento harmonioso do sistema. O emagrecimento saudável é como ajustar essa engrenagem, restaurando o equilíbrio interno do seu corpo. Isso resulta em um funcionamento mais eficiente e uma sensação geral de bem-estar.

O emagrecimento saudável é uma jornada de autodescoberta. À medida que você se compromete com hábitos saudáveis, você se torna mais consciente de seu corpo e de suas escolhas. Isso o coloca no presente, permitindo que você saboreie cada momento com mais atenção e gratidão.

Saúde mental

O emagrecimento saudável é um ato de amor-próprio. Ao escolher alimentar seu corpo com nutrientes e dar-lhe movimento, você está demonstrando cuidado e respeito por si mesmo. Isso estabelece um padrão de autocuidado que transcende a jornada de emagrecimento, impactando todos os aspectos da sua vida.

A autoestima é como a raiz de uma planta alimentando cada aspecto da sua vida. O excesso de peso frequentemente compromete essa raiz, levando a sentimentos de autocrítica e desvalorização. O emagrecimento saudável é como nutrir essa raiz, permitindo que a autoestima floresça. À medida que você conquista metas e vê seu corpo se transformar, sua autoimagem e sua confiança se fortalecem.

À medida que você se envolve em escolhas saudáveis, você se sintoniza com seu corpo e sua mente de maneira mais profunda. Isso é como abrir um diálogo interno, permitindo que você compreenda suas emoções, seus desejos e seus padrões de pensamento. Essa conexão com você mesmo promove um senso de autenticidade e resiliência.

Imagine que seu cérebro é como uma sala com muitos interruptores ligados. O sobrepeso e a obesidade são como um interruptor a mais, ligando o estresse crônico. O emagrecimento saudável é como desligar esse interruptor, reduzindo a carga de estresse sobre sua mente. A prática de hábitos saudáveis libera endorfinas e promove a sensação de bem-estar, permitindo que você enfrente desafios com mais calma.

O excesso de peso muitas vezes desencadeia uma sensação de nebulosidade mental. À medida que você se engaja em um estilo de vida saudável, sua mente se torna mais aguda e clara. Isso permite que você se concentre melhor, tome decisões com mais confiança e sinta uma sensação de clareza emocional.

Cada etapa no emagrecimento saudável é como um tijolo que você coloca na construção da sua autoconfiança.

Cada escolha de refeição nutritiva, cada treino concluído, é um lembrete tangível do seu compromisso consigo mesmo. Essas pequenas vitórias se acumulam, proporcionando uma sensação de realização que permeia todos os aspectos da sua vida.

Visualize viver uma vida em que sua mente está alinhada com sua saúde física. O emagrecimento saudável é como construir essa ponte entre corpo e mente. Ao promover uma conexão saudável entre os dois, você cria uma base sólida para uma qualidade de vida sustentável, na qual a mente está livre para florescer em um ambiente de bem-estar físico.

Prevenção de doenças

O emagrecimento saudável desempenha um papel vital na prevenção de doenças. Ao manter um peso adequado, você reduz significativamente o risco de desenvolver doenças crônicas, condições que podem diminuir sua qualidade de vida e encurtar sua expectativa de vida. Portanto, investir no emagrecimento saudável é uma medida eficaz para proteger sua saúde a longo prazo.

- **Prevenção do diabetes:** a jornada para um peso saudável começa com a redução dos riscos de uma das doenças crônicas mais comuns e debilitantes: o diabetes tipo 2. Ao perder peso, você não apenas alivia a carga do seu corpo, mas também melhora a regulação do açúcar no sangue. Isso é especialmente relevante para o diabetes tipo 2, em que a resistência à insulina desempenha um papel perturbador. A perda de peso contribui para diminuir essa resistência, minimizando as chances de desenvolver diabetes e suas complexas complicações.
- **Cuidando do coração:** as conexões entre emagrecimento saudável e saúde cardíaca são inegáveis. O excesso de peso está intrinsecamente ligado a níveis elevados de colesterol, hipertensão e inflamação – fatores que elevam o risco de doenças cardíacas. Ao abraçar o emagrecimento saudável, você se compromete a reduzir esses marcadores, fortalecendo as defesas do seu coração contra ameaças cardíacas como ataques e insuficiência cardíaca.

- **Equilíbrio da pressão arterial:** a hipertensão, frequentemente associada ao sobrepeso e à obesidade, não é apenas um sinal de alerta, mas um fator de risco significativo para doenças cardiovasculares. O emagrecimento saudável emerge como um aliado nessa batalha. Ao manter um peso saudável, você contribui para a normalização da pressão arterial, aliviando o estresse sobre seu sistema cardiovascular e estendendo a mão para afastar complicações perigosas.
- **Bem-estar das articulações:** imagine suas articulações como engrenagens perfeitamente lubrificadas que facilitam seu movimento. No entanto, o excesso de peso pode sobrecarregá-las, levando a condições como a osteoartrite. O emagrecimento saudável age como um alívio para essas engrenagens, reduzindo a pressão e contribuindo para o bem-estar e a funcionalidade das suas articulações.
- **Fortalecimento do sistema imunológico:** uma das defesas mais formidáveis do seu corpo, o sistema imunológico, também colhe os benefícios do emagrecimento saudável. A obesidade pode enfraquecer essa defesa, tornando-o mais vulnerável a infecções e inflamações. Ao perder peso, você está fortalecendo suas linhas de frente, tornando seu sistema imunológico mais apto a combater ameaças.
- **Reduzindo a inflamação:** pense na inflamação como um incêndio silencioso que consome seu corpo. A obesidade fornece o combustível para esse fogo

persistente. O emagrecimento saudável age como o bombeiro que controla as chamas, reduzindo a inflamação e minimizando os riscos de uma série de condições crônicas relacionadas à inflamação.

- **Prevenção do câncer:** na luta contra o câncer, o emagrecimento saudável se destaca como um escudo protetor. A obesidade está ligada a um maior risco de desenvolvimento de certos tipos de câncer. Ao perder peso, você reduz esses riscos, criando um ambiente menos propício ao crescimento das células cancerígenas.

O emagrecimento saudável não é apenas uma questão estética, mas, sim, uma abordagem estratégica para proteger sua saúde.

Educação alimentar

Imagine a educação alimentar como a fundação sólida em que você constrói seus hábitos saudáveis. Não se trata apenas de contar calorias, mas de compreender a complexa interação entre os alimentos e o seu corpo. A educação alimentar dá a você as ferramentas necessárias para fazer escolhas informadas e sustentáveis que vão além de uma dieta passageira.

Quando você se propõe a emagrecer de forma saudável, está se comprometendo a conhecer os alimentos que escolhe para o seu prato. A educação alimentar coloca você no comando do que consome, permitindo que você identifique os nutrientes essenciais para a sua saúde e aprenda como eles interagem para mantê-lo energizado e bem.

No vasto mundo da alimentação, mitos e falsas promessas podem ser confusos e enganosos. A educação alimentar serve como uma lanterna nesse labirinto de informações, ajudando você a distinguir entre o que é baseado em evidências e o que é simplesmente uma moda passageira. Com essa clareza, você pode tomar decisões informadas, evitando armadilhas e garantindo que suas escolhas alimentares se alinhem aos seus objetivos de emagrecimento saudável.

O emagrecimento saudável não é apenas sobre números na balança, mas também sobre cultivar uma relação saudável com a comida. A educação alimentar ensina a apreciar os alimentos como fontes de nutrição e prazer, em vez de apenas calorias. Isso ajuda a afastar sentimentos de culpa e restrição, promovendo uma abordagem equilibrada para a alimentação.

A compreensão dos princípios nutricionais e a habilidade de analisar rótulos e cardápios permitem que você tome decisões alimentares informadas, onde quer que esteja. Esse empoderamento dá a você o controle sobre suas escolhas, tornando cada refeição uma oportunidade para apoiar seus objetivos de emagrecimento saudável.

O emagrecimento saudável não é uma jornada de curto prazo; é uma transformação de estilo de vida. Portanto, a educação alimentar e o emagrecimento saudável formam uma aliança inseparável.

Enquanto o emagrecimento saudável é o objetivo, a educação alimentar é o meio para alcançá-lo. Essa parceria não apenas guia você em direção a um peso saudável; ela também capacita você a tomar as rédeas da sua saúde e a nutrir seu corpo com conhecimento e escolhas conscientes.

Exemplo para outros

Quando você embarca na jornada do emagrecimento saudável, está abrindo portas não apenas para uma transformação pessoal, mas também para se tornar um exemplo inspirador para os outros.

Imagine ser uma centelha que acende o fogo da mudança. Ao adotar um estilo de vida de emagrecimento saudável, você está demonstrando a todos que a transformação é possível. Seus amigos, familiares e colegas podem testemunhar em primeira mão os resultados tangíveis e as mudanças positivas que o emagrecimento saudável trouxe para a sua vida.

Compartilhar sua jornada de emagrecimento saudável com as outras pessoas não é apenas inspirador; também cria uma comunidade de apoio. Ao contar sua história, você oferece conforto e encorajamento para aqueles que também desejam embarcar em uma jornada de saúde. Sua experiência compartilhada se torna um farol de esperança e motivação para os outros.

O emagrecimento saudável é uma oportunidade para desafiar percepções obsoletas sobre o que é possível. Ao mostrar que a transformação é alcançável através de escolhas saudáveis e sustentáveis, você está derrubando estereótipos prejudiciais sobre o emagrecimento. Isso pode inspirar outros a acreditarem em si mesmos e a buscar seus objetivos com confiança renovada.

Seus esforços para adotar um estilo de vida saudável não apenas impactam você; eles também podem incentivar aqueles ao seu redor a considerar suas próprias escolhas. À medida que testemunham seu progresso e seus benefícios, eles podem se sentir motivados a adotar hábitos mais saudáveis em suas próprias vidas.

Compartilhar sua jornada de emagrecimento saudável é uma maneira poderosa de se tornar um agente de mudança positiva. Sua história pode motivar aqueles que estão lutando para acreditar em sua própria capacidade de mudança. Ao mostrar que você superou desafios e alcançou sucesso, você oferece um mapa para outros navegarem suas próprias jornadas.

O que começa como uma jornada pessoal de emagrecimento saudável pode se transformar em uma onda de transformação coletiva.

Longevidade

Envelhecer não é apenas uma inevitabilidade; é um processo que podemos moldar com nossas escolhas diárias.

Imagine envelhecer com vitalidade e energia, vivendo cada momento ao máximo. O emagrecimento saudável não apenas visa à perda de peso, mas também à criação de um caminho para envelhecer com qualidade. Ao reduzir os riscos de doenças crônicas, você está construindo a base para um futuro em que a vitalidade é a norma, não a exceção.

Assim como plantamos sementes hoje para colher frutos amanhã, o emagrecimento saudável é um investimento no seu próprio futuro. Ao adotar hábitos saudáveis agora, você está estabelecendo um terreno fértil para uma vida longa e plena. Cada escolha consciente é uma contribuição para o bem-estar do qual você desfrutará nas décadas que virão.

Não se trata apenas de viver mais, mas de viver mais com qualidade. O emagrecimento saudável é como uma fonte de juventude que aumenta a saúde e a vitalidade ao longo dos anos. À medida que você reduz os fatores de risco que podem prejudicar sua saúde na velhice, você está criando um cenário em que os anos adicionais são cheios de vitalidade, independência e alegria.

Cada escolha que você faz hoje, seja uma caminhada matinal, seja uma refeição equilibrada, contribui para o seu bem-estar futuro. Essa jornada se estende além dos números, transformando-se em anos de saúde e realização. Cada passo nessa jornada é uma prova do seu compromisso com um futuro vibrante e gratificante.

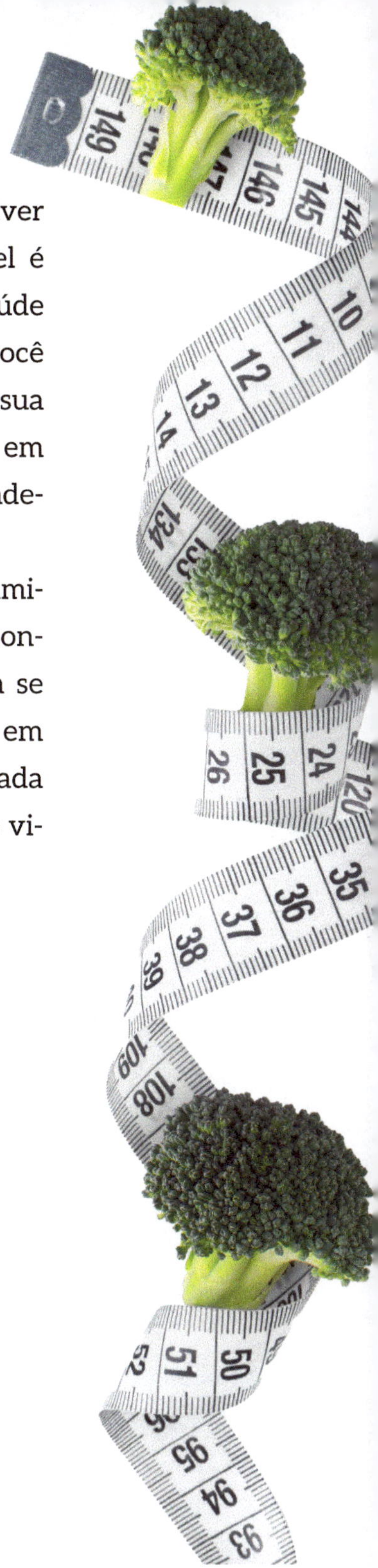

1. ENTENDENDO A OBESIDADE E SEUS IMPACTOS

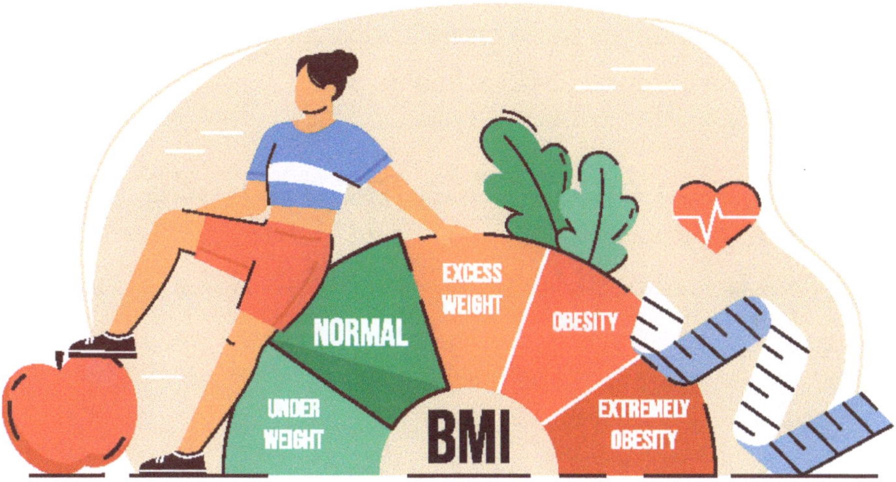

"Ter autoempoderamento significa ter a confiança e a determinação para seguir o próprio caminho."

ESTATÍSTICAS E DADOS SOBRE A OBESIDADE

Uma crise global

A Organização Mundial da Saúde soa o alarme e as estatísticas são inegáveis: a obesidade se tornou um dos mais prementes e graves problemas de saúde que a humanidade enfrenta atualmente. Em suas projeções alarmantes, a OMS estima que atualmente, mais de 2,3 bilhões de adultos em todo o mundo estarão acima do peso, dos quais 700 milhões serão classificados como obesos, com um índice de massa corporal (IMC) acima de 30.

Sobrepeso ou obesidade no mundo

Em milhões de pessoas

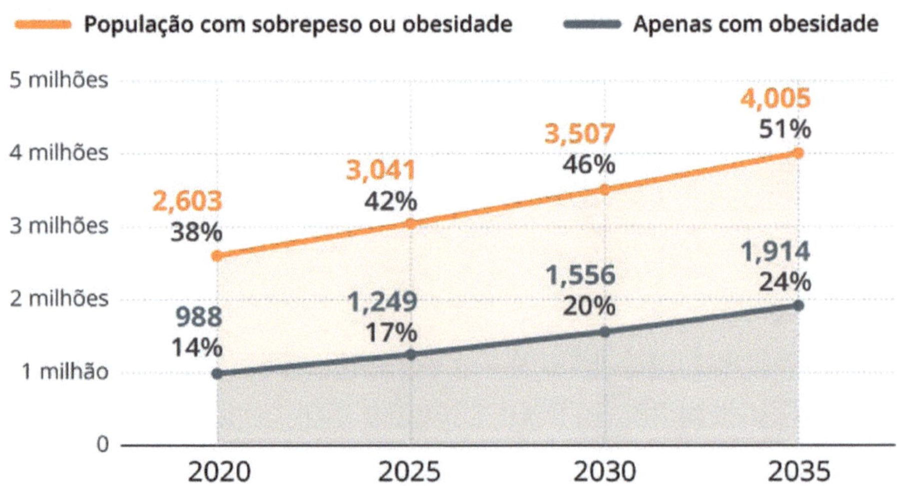

Fonte: Atlas Mundial da Obesidade de 2023, da Federação Mundial da Obesidade

REFLEXOS NACIONAIS

O Brasil, em particular, não está imune a essa tendência alarmante. Nos últimos treze anos, testemunhamos um aumento de 72% nos casos de obesidade, um salto impressionante de 11,8% em 2006 para 20,3% em 2019. Esses números não podem ser ignorados, e alertas ainda mais preocupantes surgem quando analisamos a pesquisa de Vigilância de Fatores de Risco e Proteção para Doenças Crônicas por Inquérito Telefônico (Vigitel).

***Valores aproximados para a população em geral, tendo como base o VIGITEL 2019.**

A igualdade de peso

O Vigitel revela que a obesidade não faz distinção de gênero; ela afeta homens e mulheres em proporções similares. Entretanto, um dado importante emerge: a frequência da obesidade tende a diminuir à medida que a escolaridade aumenta, lançando luz sobre a importância da educação e da conscientização na abordagem desse desafio global.

Esses números impressionantes destacam a urgência de adotar um estilo de vida saudável e mudar a perspectiva em relação à obesidade.

Este livro é uma jornada em direção a essa mudança, um guia para redefinir a relação com a saúde, a nutrição e o bem-estar, não apenas para os indivíduos, mas para a sociedade como um todo. É um convite para enfrentar esse desafio epidêmico com determinação, conhecimento e ação.

DEFININDO A OBESIDADE

A questão "Quando uma pessoa é considerada obesa?" tem sido alvo de investigação e debate ao longo dos anos. Embora a compreensão intuitiva de que a obesidade está ligada a riscos para a saúde remonte aos tempos de Hipócrates, a busca por um critério definido para distinguir o peso normal do excesso de peso é uma história mais recente.

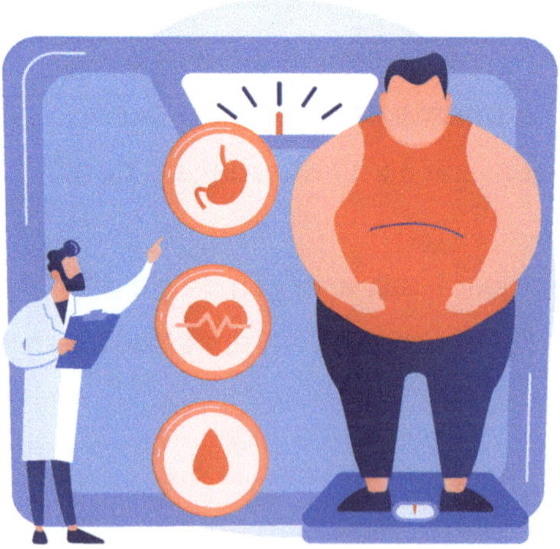

O ponto de partida desse processo remonta à década de 1950, quando empresas de seguros nos Estados Unidos começaram a aplicar taxas diferenciadas para segurados obesos por conta do aumento da mortalidade observado nesse grupo em comparação com indivíduos de peso considerado normal. Esse momento crucial deu origem às primeiras tabelas de peso e altura, que, com poucas modificações, persistem até hoje. Essas tabelas desempenharam um papel fundamental na orientação dos chamados "pesos-alvo" ou "pesos ideais".

O Índice de Massa Corporal

Atualmente, o cálculo do peso normal, tanto na prática clínica quanto em estudos epidemiológicos em todo o mundo, é realizado por meio do Índice de Massa Corporal (IMC). O cálculo é simples: basta dividir o peso pela altura ao quadrado, utilizando as unidades de quilogramas para o peso e metros para a altura. O resultado classifica o indivíduo em uma das cinco categorias: abaixo do peso (<19); peso normal (19-25); sobrepeso leve (25,1-30); obesidade (30,1-40); ou obesidade grave (>40).

Um exemplo prático:	
Peso:	58 quilogramas
Altura:	1,64 metros
O cálculo: 58 quilos / (1,64 metros x 1,64 metros) = 21,56	
Resultado:	Peso normal

Essa definição do que é considerado peso normal ou obesidade serve como um guia útil para compreender o risco associado à obesidade em relação à saúde e é uma ferramenta crucial na avaliação do estado de saúde pessoal.

No entanto, é importante notar que o IMC é uma métrica geral e não leva em consideração outros fatores individuais, como composição corporal e saúde metabólica, que são igualmente importantes na avaliação da saúde global de uma pessoa.

OS EXTREMOS DA BALANÇA E O EQUILÍBRIO

É crucial compreender que a saúde não é uma questão de números isolados, mas, sim, de equilíbrio e bem-estar integral. Em nossa busca para definir o que é considerado saudável, tanto o excesso quanto a escassez de peso podem ter impactos significativos na saúde.

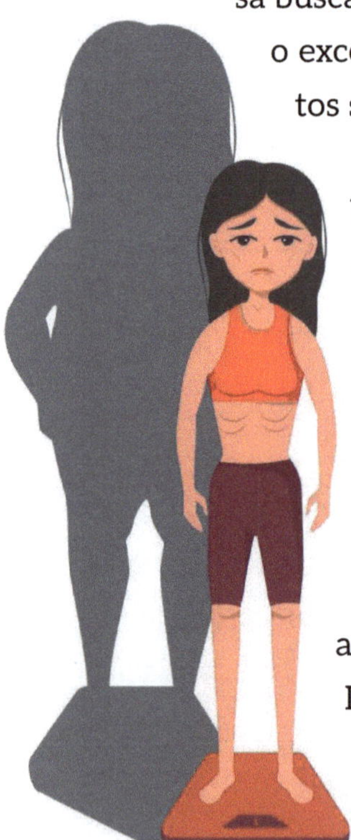

Indivíduos considerados magros demais também enfrentam desafios à saúde. A magreza excessiva está associada a um aumento na incidência de certas doenças, em particular, infecções e alguns tipos de tumores. No entanto, o mesmo ocorre com aqueles que carregam excesso de peso, desde sobrepeso até obesidade e obesidade grave.

A morbidade, ou seja, a incidência de doenças, aumenta à medida que o grau de obesidade cresce. Isso significa que a saúde de um indivíduo pode ser grandemente beneficiada mesmo se ele ainda for considerado obeso, desde que ele reduza seu índice de massa corporal (IMC). Por exemplo, a mudança de um IMC de 45 para 35 pode trazer benefícios significativos, apesar de ainda estar dentro da categoria de obesidade.

Além do IMC

O entendimento do equilíbrio entre peso, composição corporal e saúde é um passo crucial em direção a uma abordagem mais completa e precisa do bem-estar. Essa compreensão nos capacita a adotar uma abordagem personalizada para a saúde, reconhecendo que cada indivíduo é único e que a busca pela saúde vai além de números isolados.

! É importante destacar que o IMC não é uma métrica perfeita. Pessoas com uma musculatura muito desenvolvida ou aquelas que sofrem de retenção de líquido podem apresentar índices considerados anormais. Portanto, para avaliar a saúde de maneira mais precisa, especialmente em alguns casos, métodos que levam em consideração a quantidade de gordura corporal, a "massa magra" (principalmente músculos, ossos, sangue, vísceras) e a distribuição de água no corpo podem ser ferramentas valiosas.

A CONSCIENTIZAÇÃO COMO PODER TRANSFORMADOR

A conscientização é a chave para a transformação. Ela nos permite reconhecer que a saúde não é apenas uma questão de números em uma escala, mas uma jornada pessoal de autodescoberta. Ao entendermos que a saúde é uma experiência individual, moldada por nossa composição corporal, estilo de vida e genética, estamos prontos para adotar uma abordagem mais personalizada e eficaz.

Conscientes disso, começamos a olhar além do espelho. Reconhecemos que a jornada para o bem-estar é uma experiência multifacetada que abrange nossa relação com a comida, o movimento, o estresse e o sono. Essa compreensão nos ajuda a nos afastar de metas irreais de perda de peso e a abraçar um estilo de vida saudável e sustentável.

O autoempoderamento também envolve a autoavaliação. As pessoas precisam olhar honestamente para si mesmas, identificar seus hábitos atuais e avaliar sua motivação para emagrecer. Com base nessa avaliação, elas podem definir metas realistas e alcançáveis.

O autoempoderamento também ajuda as pessoas a resistirem à pressão externa. Muitas vezes, a sociedade, a mídia e até mesmo amigos e familiares podem pressionar as pessoas a adotarem abordagens de emagrecimento não saudáveis ou insustentáveis. Ter autoempoderamento significa ter a confiança e a determinação para seguir o próprio caminho, independentemente das pressões externas.

2. MUDANDO O SEU *MINDSET*

"A mentalidade positiva começa com a compreensão de que nossos pensamentos moldam nossas ações e nossos resultados."

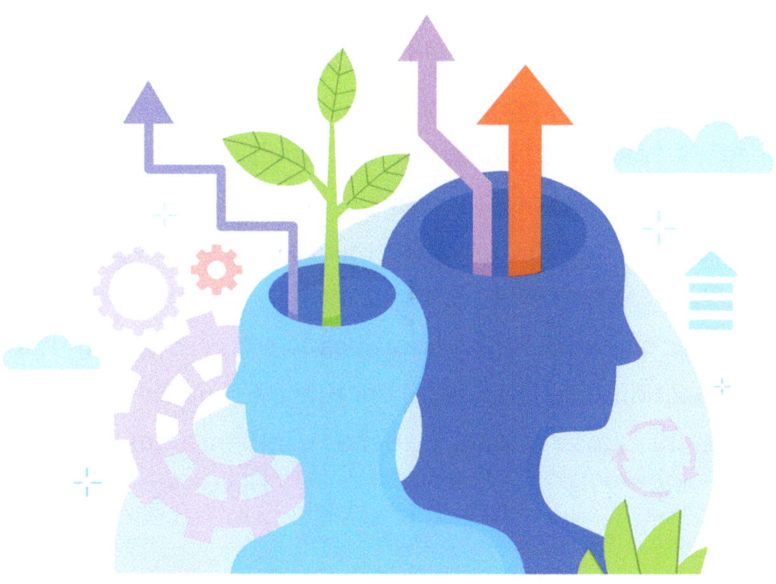

RECONHECENDO E SUPERANDO CRENÇAS LIMITANTES

Nossa mente é como uma paisagem interna que molda nossa percepção da realidade. No entanto, às vezes, crenças limitantes podem se infiltrar nessa paisagem e nos impedir de alcançar nosso potencial máximo.

Crenças limitantes são como sombras que obscurecem nossas esperanças e nossos sonhos.

Quando se trata de emagrecimento saudável, elas podem ser particularmente prejudiciais. Elas nos fazem duvidar de nossa capacidade de mudar e nos mantêm presos em padrões prejudiciais. Reconhecer essas crenças é o primeiro passo para desafiá-las e conquistar a transformação que desejamos.

As crenças limitantes podem se disfarçar de verdades absolutas em nossa mente. Elas podem soar como: "Eu não sou capaz de perder peso", "Comer saudável é chato e difícil", "Eu sempre fui assim, não posso mudar". Ao prestar atenção aos pensamentos que surgem quando você considera o emagrecimento saudável, você pode identificar as crenças que estão te segurando.

Uma vez que você tenha identificado suas crenças limitantes, é hora de questionar sua validade. Pergunte a si mesmo: "Essa crença é baseada em fatos reais ou é apenas um pensamento negativo?". Ou: **"Essa crença está me ajudando a alcançar meus objetivos ou**

está me mantendo preso?". Ao questionar essas crenças, você começa a desafiá-las e a abrir espaço para novas perspectivas.

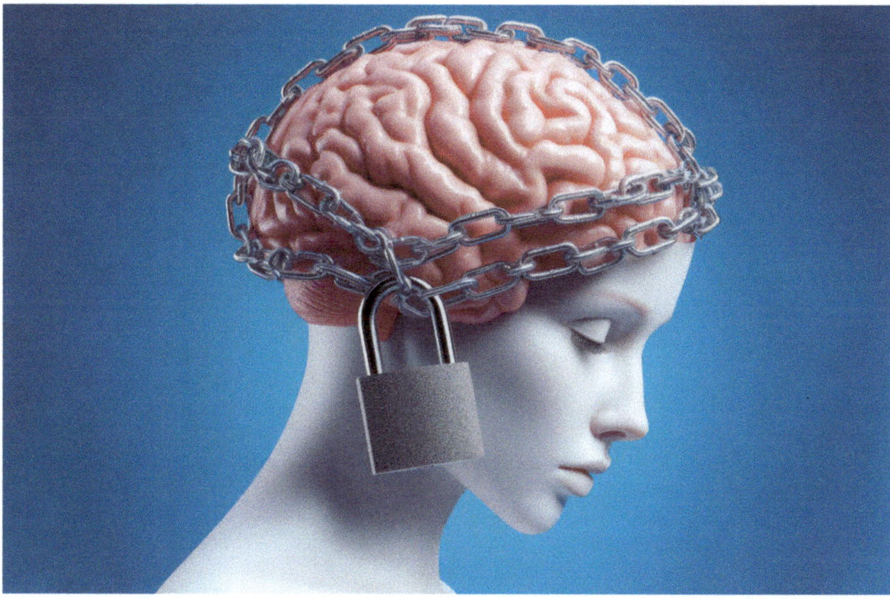

Uma vez que você tenha desafiado suas crenças limitantes, é hora de substituí-las por afirmações positivas. Por exemplo, se você acredita que nunca poderá perder peso, transforme essa crença em: **"Eu sou capaz de fazer escolhas saudáveis que me levam ao emagrecimento".** Essas afirmações positivas ajudam a reprogramar sua mente e a construir uma mentalidade mais fortalecedora.

Procure evidências em sua própria vida que contradizem suas crenças limitantes. Lembre-se de momentos em que você superou desafios, fez escolhas saudáveis ou alcançou pequenas vitórias em direção ao seu objetivo de emagrecimento. Essas evidências mostram que suas crenças limitantes não são absolutas e podem ser superadas.

A visualização é uma ferramenta poderosa para reforçar uma mentalidade positiva.

VISUALIZE-SE alcançando seus objetivos de emagrecimento saudável, imaginando como se sentirá, como será sua aparência e como será sua vida com mais energia. Essa prática ajuda a fortalecer sua crença em si mesmo e em seu potencial de transformação.

LEMBRE-SE: liberar crenças limitantes não acontece da noite para o dia. É um processo contínuo de desafiar pensamentos negativos e substituí-los por positivos. À medida que você persiste nesse processo, você cria um terreno mais fértil para o emagrecimento saudável e a vitalidade.

Ao desafiar e superar crenças limitantes, você está transformando sua mente e, consequentemente, sua vida. O emagrecimento saudável não é apenas uma mudança física; é uma jornada de autodescoberta e empoderamento. Ao liberar as crenças que te mantêm preso, você abre as portas para um futuro em que o emagrecimento saudável e a energia vibrante serão suas realidades.

SAÚDE, BEM-ESTAR E EMAGRECIMENTO SAUDÁVEL: UM MUNDO UTÓPICO OU PASSÍVEL DE REALIDADE?

Imagine um mundo no qual o emagrecimento saudável não era apenas uma busca por um corpo ideal, mas, sim, um estilo de vida profundamente enraizado em uma nova mentalidade. As pessoas não esperavam até se sentirem insatisfeitas, sedentárias ou doentes para mudarem seus hábitos; em vez disso, adotavam uma abordagem proativa para nutrirem seu corpo e mente desde sempre.

Nessa utopia, a transformação não estava apenas na forma física, mas também na revolução interna que cada indivíduo experimentava.

Nesse mundo, a jornada do emagrecimento saudável começava com uma mudança radical de mentalidade. As pessoas compreendiam que cuidar de sua saúde não era uma obrigação, mas uma escolha consciente que se manifestava em cada decisão diária. A partir do momento em que despertavam, em vez de recorrerem a maus hábitos, abraçavam um estilo de vida que valorizava a saúde e a vitalidade.

Ao invés de serem movidas pela pressão externa ou por padrões irrealistas de beleza, as pessoas abraçavam sua singularidade e aceitavam seus corpos como templos sagrados. E essa aceitação não era um fim, mas um ponto de partida. Através dela, surgia uma profunda motivação para se tornarem exemplos e inspiração para os outros.

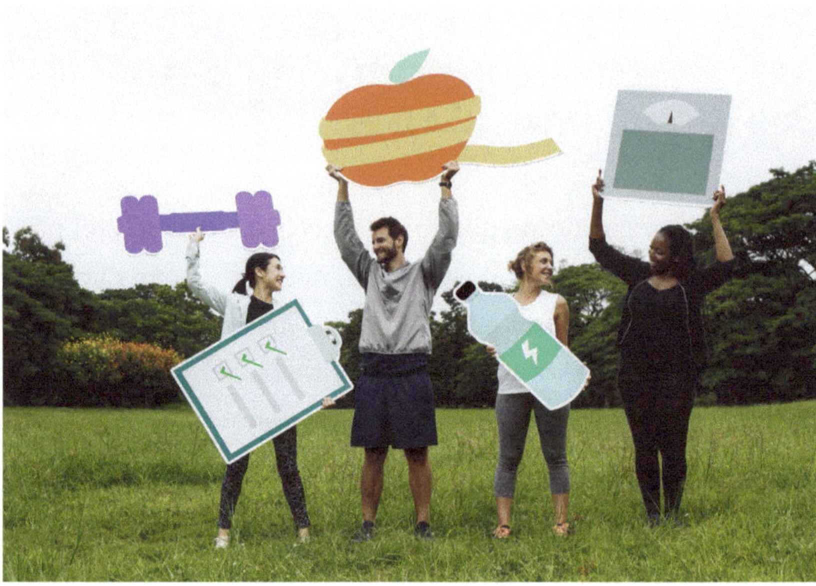

O emagrecimento saudável não era uma batalha constante, mas um ciclo virtuoso de hábitos saudáveis. À medida que as pessoas cultivavam escolhas nutritivas, exercício regular e autocuidado, experimentavam uma onda de energia e bem-estar. Essa energia as impulsionava a continuar escolhendo o que era melhor para seu corpo e sua mente, criando um ciclo ascendente de saúde e alegria.

Nessa utopia, o perfeccionismo cedia lugar à busca pelo progresso constante. As pessoas entendiam que cada pequeno passo em direção a hábitos mais saudáveis era uma vitória. Elas abraçavam os desafios como oportunidades de crescimento e aprendizado, em vez de fontes de desânimo. Esse *mindset* permitia que elas avançassem com confiança e persistência.

Um aspecto fundamental dessa utopia era a forte sensação de comunidade e apoio mútuo. As pessoas se uniam para compartilhar suas jornadas, trocar dicas e encorajar umas às outras. Essa rede de apoio não apenas fortalecia os laços, mas também amplificava a determinação de cada indivíduo para continuar na jornada do emagrecimento saudável.

Nesse mundo utópico, a transformação ia além do físico. A mente, o espírito e a alma eram nutridos tanto quanto o corpo. Meditação, gratidão e práticas de *mindfulness* eram tão valorizadas quanto exercícios e nutrição. As pessoas se tornavam seres contextuais, vibrando em harmonia com sua saúde e seu bem-estar.

A busca pela longevidade saudável não era uma corrida contra o tempo, mas uma celebração da vida. As pessoas envelheciam com graça e vitalidade, desfrutando de cada estágio da jornada. O emagrecimento saudável era a base de uma vida longa e recompensadora, em que cada dia era uma oportunidade de alegria, realização e bem-estar.

Essa utopia do emagrecimento saudável é mais do que um sonho distante; é um convite para transformar nossa perspectiva e abraçar um novo paradigma de bem-estar.

A jornada não começa quando nos sentimos insatisfeitos, mas quando escolhemos viver cada momento em direção a uma vida cheia de energia, vitalidade e saúde.

Enquanto continuamos neste livro, vamos explorar como essa narrativa pode se tornar nossa realidade através de mudanças de mentalidade e práticas transformadoras.

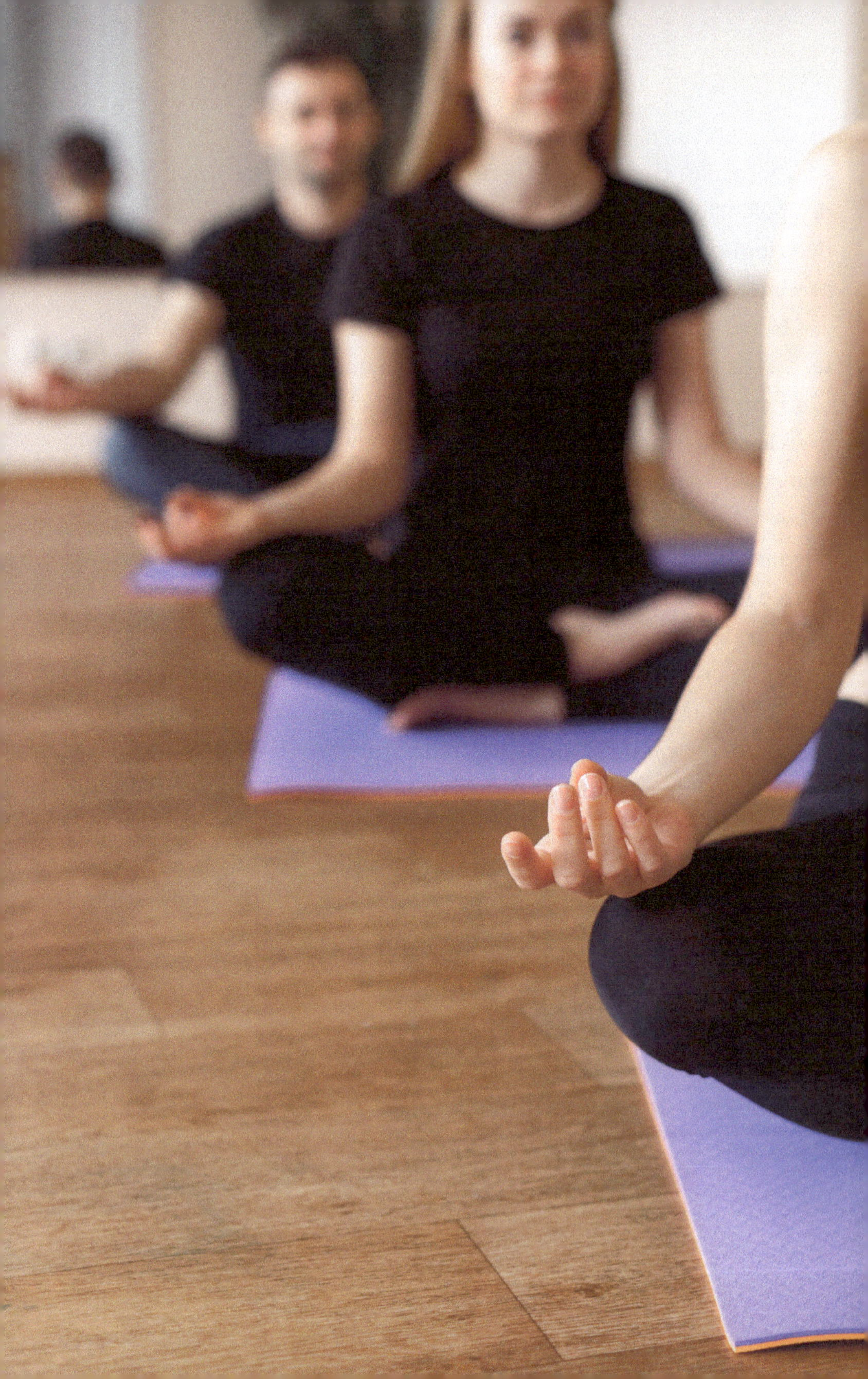

CULTIVANDO UMA MENTALIDADE POSITIVA EM RELAÇÃO AO EMAGRECIMENTO

Na jornada do emagrecimento saudável, a mudança física é apenas uma parte da equação. A transformação duradoura começa dentro da mente, onde as sementes de uma mentalidade positiva são plantadas.

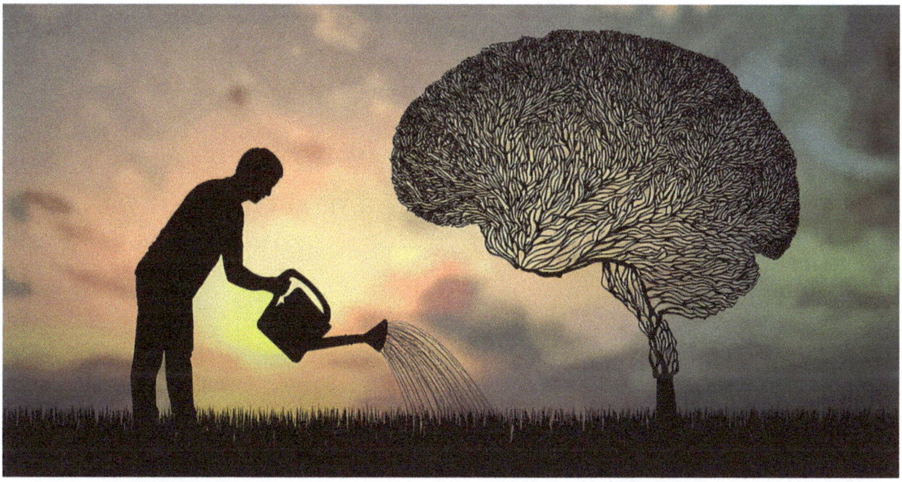

A mentalidade positiva começa com a compreensão de que nossos pensamentos moldam nossas ações e nossos resultados.

A teoria da psicologia do sucesso nos lembra que nossas crenças internas afetam diretamente nossas atitudes, nossos comportamentos e nosso desempenho. Cultivar uma mentalidade positiva em relação ao emagrecimento saudável é o alicerce para construir hábitos duradouros e alcançar nossos objetivos.

Uma das pedras angulares da mentalidade positiva é a construção de uma autoimagem positiva e uma autoestima saudável. É importante enfatizar que a maneira como nos vemos influencia nossa motivação e nossa perseverança. Ao abraçar nossa jornada de emagrecimento com autoaceitação e compaixão, estamos criando uma base sólida para a mudança.

A definição clara de objetivos é um princípio.

Ao estabelecer metas realistas e mensuráveis para o emagrecimento, nossa mentalidade se concentra na direção que queremos seguir. Esses objetivos se tornam faróis de motivação, guiando-nos a cada passo do caminho.

A resiliência é um pilar da mentalidade positiva. A psicologia do sucesso nos ensina a encarar os desafios como oportunidades de crescimento. Ao lidar com contratempos no emagrecimento, podemos aplicar esse princípio, aprendendo com nossas experiências e nos adaptando para continuarmos avançando.

Ao reconhecer nossos progressos no emagrecimento, reforçamos a mentalidade positiva. Cada passo dado merece reconhecimento, alimentando nossa confiança e nossa motivação.

A mentalidade positiva não é apenas sobre emagrecimento, mas também sobre autocuidado integral. A saúde mental, emocional e espiritual é igualmente importante. Ao cuidar de todos os aspectos de nossa vida, estamos criando uma mentalidade de equilíbrio e bem-estar duradouro.

TÉCNICAS PARA MANTER A MOTIVAÇÃO E O FOCO

À medida que exploramos o universo da transformação pessoal, do emagrecimento saudável e da mudança de mentalidade, surge uma pergunta crucial: como podemos manter a motivação e o foco constantes?

Enquanto as estratégias de saúde, bem-estar e mentalidade positiva fornecem as bases, é a capacidade de se manter motivado e concentrado que impulsiona o progresso contínuo.

- **Visualização de sucesso:** a visualização é uma ferramenta poderosa que nos permite antecipar nossos sucessos antes que eles aconteçam. Imagine-se alcançando seus objetivos de emagrecimento com riqueza de detalhes: veja-se fazendo escolhas saudáveis, sentindo-se energizado, atingindo marcos importantes e desfrutando dos benefícios físicos e emocionais. A prática consistente da visualização cria uma conexão entre sua mente e seus objetivos. Quando você visualiza o sucesso, seu cérebro começa a acreditar que essa realidade é possível. Esse processo de autocriação mental fortalece sua confiança e impulsiona a motivação. Ao dedicar alguns minutos todos os dias para visualizar sua jornada de emagrecimento bem-sucedida, você está programando sua mente para o sucesso. Visualize-se superando obstáculos, mantendo hábitos saudáveis e sentindo-se realizado. Essa técnica aumenta a autoeficácia, a sensação de controle e a determinação, mantendo você focado e motivado em direção ao seu objetivo final.

- **Reforço positivo:** celebrar suas conquistas, não importa o quão pequenas sejam, é um componente vital para manter a motivação em alta. O reforço positivo é uma prática que reconhece e valoriza seu progresso, criando um ciclo virtuoso de motivação contínua. Crie um sistema de recompensas saudáveis para cada marco alcançado. Pode ser algo muito simples, como como um momento de autocuidado; por exemplo, um banho relaxante ou um passeio ao ar livre. Além disso, compartilhe suas realizações com amigos e familiares, recebendo o reconhecimento e o apoio deles. Ao incorporar o reforço positivo, você está treinando sua mente para associar a jornada de emagrecimento a sentimentos de satisfação e realização. Essas emoções positivas reforçam seu compromisso, mantendo sua motivação elevada e impulsionando você a continuar progredindo.

Mantenha um diário de progresso: manter um diário de progresso é como documentar sua jornada de emagrecimento saudável. Anote suas conquistas, desafios, pensamentos e emoções ao longo do caminho. Esse diário não é apenas um registro, mas uma ferramenta poderosa para manter o foco e a motivação. Registre não apenas os resultados tangíveis, mas também as mudanças internas que você experimenta . Anote como se sente após uma sessão de exercícios, como sua energia aumenta após escolhas alimentares saudáveis e como você supera momentos de tentação. A reflexão sobre suas experiências ajuda a identificar padrões positivos e áreas que podem precisar de ajustes. Ao escrever regularmente em seu diário de progresso, você está criando um espaço seguro para se expressar e refletir. Isso fortalece sua conexão com sua jornada e mantém sua motivação constante. Além disso, ao olhar para trás em suas anotações, você verá o quanto progrediu, reforçando sua confiança e sua determinação.

- **Reavaliação constante de objetivos:** a jornada de emagrecimento saudável é uma trajetória em constante evolução, e é essencial manter seus objetivos alinhados a suas necessidades e seu progresso. A reavaliação constante de objetivos é um exercício fundamental para manter sua motivação e seu foco afiados. Regularmente, reserve um tempo para refletir sobre suas metas e seu progresso até o momento. Avalie se suas metas permanecem relevantes e desafiadoras ou se é necessário fazer ajustes para garantir que elas continuem inspiradoras. À medida que você evolui, suas aspirações podem se transformar, e é importante que seus objetivos acompanhem essa mudança. A reavaliação constante também permite que você reconheça e celebre os marcos alcançados. Ao olhar para trás e ver o quanto já conquistou, você reforça sua motivação intrínseca e reacende a chama do progresso. Lembre-se de que objetivos flexíveis e alinhados às suas necessidades são uma fonte poderosa de motivação constante.
- **Pratique a autocompaixão:** na jornada de emagrecimento saudável, a autocompaixão desempenha um papel crucial na manutenção da motivação e do foco. Em vez de se criticar por deslizes ocasionais, abrace a autocompaixão como uma aliada poderosa. Reconheça que todos têm altos e baixos e que momentos de indulgência são naturais. Trate-se com a mesma

gentileza que você trataria um amigo próximo. Em vez de se culpar por um erro, pratique a autocompaixão ao se lembrar que um dia ruim não define toda a sua jornada. Lembre-se de que sua jornada de emagrecimento é uma jornada de autodescoberta e crescimento pessoal. A autocompaixão não apenas mantém sua motivação intacta, ela também ajuda a cultivar uma mentalidade positiva e saudável em relação a si mesmo e ao processo. À medida que você se trata com gentileza e compreensão, a motivação se torna um resultado natural desse amor-próprio.

- **Estabeleça um plano de ação flexível:** um plano de ação é como um mapa que guia sua jornada de emagrecimento, e a flexibilidade é a bússola que permite ajustes e adaptações ao longo do caminho. Em vez de aderir rigidamente a um plano inflexível, abrace a ideia de um plano de ação flexível. Seja realista sobre os desafios que podem surgir e esteja disposto a fazer ajustes quando necessário. A vida é dinâmica e imprevistos podem acontecer. Um plano flexível permite que você se adapte a circunstâncias inesperadas, mantendo a motivação mesmo diante de obstáculos. Além disso, considere que seu plano de ação não precisa ser perfeito desde o início. À medida que você aprende mais sobre suas necessidades e preferências, pode ajustar seu plano para se adequar melhor a você. Essa abordagem flexível cria um senso de empoderamento, pois você está no controle e tem a capacidade de fazer mudanças que funcionem para você. Lembre-se de que a flexibilidade não é uma desculpa para desviar do caminho, mas uma estratégia para manter a motivação e o foco em face de mudanças. Um plano de ação flexível é como uma ferramenta adaptativa que mantém você no curso certo, independentemente das curvas da estrada.

- **Pratique a gratidão diária:** a prática da gratidão é como uma âncora que nos conecta ao presente e às coisas positivas que já temos em nossas vidas. Cultivar a gratidão diariamente é uma maneira poderosa de manter sua mentalidade positiva e sua motivação elevada durante a jornada de emagrecimento saudável. A cada dia, reserve um momento para refletir sobre as coisas pelas quais você é grato. Pode ser algo tão simples quanto o apoio de um amigo, a capacidade de fazer escolhas saudáveis ou a energia que sente após se exercitar. Ao focar nas coisas boas, você treina sua mente para enxergar o lado positivo da jornada. A prática da gratidão também ajuda a afastar o foco excessivo nas metas futuras e nos desafios. Isso o lembra de apreciar o progresso que já fez e as vitórias diárias, grandes ou pequenas. A gratidão nutre a motivação interna, pois você está constantemente lembrando a si mesmo das razões pelas quais escolheu essa jornada. Ao incorporar a gratidão à sua rotina diária, você está criando um ciclo virtuoso de positividade e motivação. Essa prática não apenas fortalece sua mentalidade, como também ajuda a tornar a jornada de emagrecimento uma experiência gratificante em si mesma.

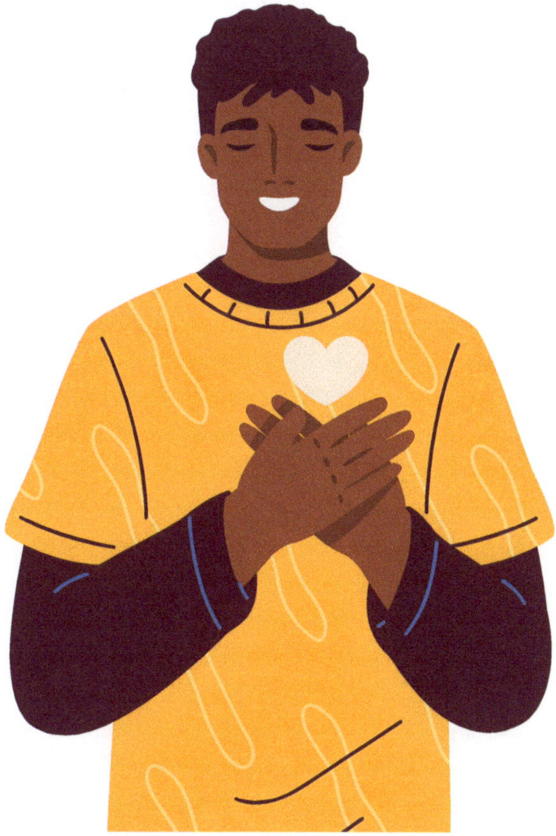

3. EQUILÍBRIO EMOCIONAL E MENTAL

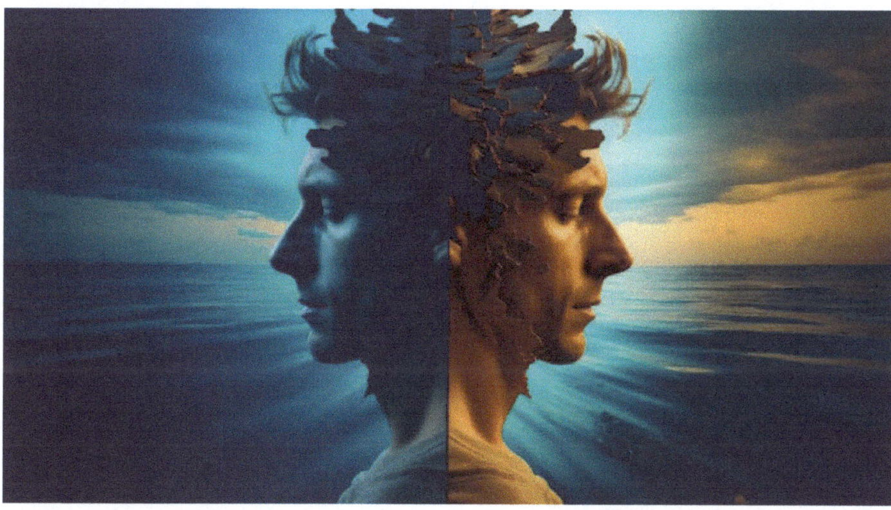

A complexa relação entre nossos estados mentais, nossos hábitos alimentares e nossos corpos é fundamental para compreender o sucesso ou o fracasso em uma jornada de emagrecimento.

A base dessa conexão reside na psicologia humana. Nossos pensamentos, nossas emoções e nossas crenças desempenham um papel crítico em nossos hábitos alimentares. Aqui estão alguns dos principais aspectos dessa relação.

- **Emoções e alimentação emocional:** emoções como estresse, ansiedade, tristeza e tédio frequentemente levam a comportamentos alimentares emocionais. Muitas pessoas recorrem à comida como uma forma de lidar com emoções negativas ou desconfortáveis. Isso pode levar ao consumo excessivo de calorias e ganho de peso.
- **Hábitos alimentares condicionados:** nossos estados emocionais podem se tornar associados a certos alimentos. Por exemplo, alguém que se sente triste pode buscar conforto em alimentos ricos em açúcar e gordura, que por sua vez geram sensação de bem-estar momentâneo. Essa associação pode se transformar em um hábito alimentar condicionado.
- **Crenças sobre comida e corpo:** nossas crenças pessoais sobre comida e corpo desempenham um papel fundamental em nossos hábitos alimentares. Por exemplo, alguém que acredita que "comer é a única fonte de prazer" pode ter dificuldade em controlar a alimentação emocional.

IMPACTO NO COMPORTAMENTO ALIMENTAR

Nossos estados mentais também têm um impacto direto em nossos comportamentos alimentares.

- **Autocontrole e tomada de decisões:** em estados mentais positivos e equilibrados, é mais provável que exerçamos autocontrole e façamos escolhas alimentares melhores. No entanto, quando estamos emocionalmente perturbados, podemos perder a capacidade de tomar decisões alimentares racionais.
- **Motivação e persistência:** a motivação desempenha um papel vital na manutenção de hábitos alimentares saudáveis. Estar em um estado mental positivo pode aumentar a motivação e a persistência em uma jornada de emagrecimento. Acreditar que é possível alcançar metas é essencial para o sucesso.

A IMPORTÂNCIA DA AUTOCONSCIÊNCIA

A autoconsciência é um fator-chave na conexão entre estados mentais e hábitos alimentares. Ela se refere à capacidade de reconhecer e compreender nossos próprios pensamentos, emoções, comportamentos e padrões de reação em relação à comida. Essa habilidade é essencial para uma jornada de emagrecimento bem-sucedida por várias razões.

- **Controle emocional:** a autoconsciência nos dá a capacidade de regular nossas emoções de maneira mais eficaz. Em vez de usar a comida como uma válvula de escape para emoções desconfortáveis, podemos desenvolver estratégias alternativas, como a meditação, o exercício ou o relaxamento, para lidar com o estresse e a ansiedade.
- **Escolhas alimentares conscientes:** quando estamos cientes de nossos estados mentais e emoções, ficamos mais propensos a fazer escolhas alimentares conscientes. Podemos optar por alimentos saudáveis que nutrem nosso corpo em vez de alimentos altamente processados e calóricos que servem apenas como uma solução temporária para nossos sentimentos.
- **Evolução e crescimento pessoal:** a jornada de emagrecimento é uma oportunidade para o crescimento pessoal e a autotransformação. A autoconsciência nos ajuda a

reconhecer áreas em que precisamos evoluir e nos capacita a fazer mudanças positivas em nossas vidas.

- **Manutenção de hábitos saudáveis a longo prazo:** manter um peso saudável não é apenas sobre perder peso, mas também sobre manter esses resultados a longo prazo. A autoconsciência nos ajuda a identificar quando estamos deslizando de volta para velhos hábitos e nos permite tomar medidas corretivas antes que o excesso de peso seja recuperado.

Quando estamos conscientes de nossas emoções, de nossos pensamentos e padrões de comportamento em torno da comida, temos a oportunidade de interromper hábitos alimentares prejudiciais.

AQUI ESTÃO ALGUMAS PRÁTICAS DE AUTOCONSCIÊNCIA A CONSIDERAR

Técnicas de relaxamento: meditação mindfulness

Praticar técnicas de relaxamento, como a respiração profunda, pode ajudar a acalmar o sistema nervoso e reduzir o desejo pelo "comer emocional".

A meditação *mindfulness* é uma prática poderosa que você pode incorporar em sua vida diária. Comece reservando alguns minutos do seu dia para se sentar confortavelmente em um lugar tranquilo. Feche os olhos e concentre-se na sua respiração. À medida que inspira e expira, preste atenção aos movimentos do seu corpo e à sensação do ar entrando e saindo dos pulmões. Se a sua mente começar a divagar, não se preocupe, é natural. Simplesmente traga sua atenção de volta para a respiração. Essa prática ajuda a aumentar a sua consciência de si mesmo e consequentemente dos sinais de fome e saciedade, tornando mais fácil reduzir a tendência de comer impulsivamente.

Aprendizado emocional

Muitas vezes, certas emoções desencadeiam nossos impulsos alimentares. A autoconsciência nos ajuda a reconhecer esses gatilhos. Por exemplo, podemos perceber que costumamos comer quando estamos cansados, solitários ou entediados. Identificar esses gatilhos é o primeiro passo para lidar com eles de forma mais saudável.

É importante entender a relação entre suas emoções e alimentação. Reconheça que comer emocionalmente é uma resposta comum ao estresse, à tristeza ou ao tédio. Esteja ciente desses gatilhos emocionais e identifique quando eles surgirem. Isso permite que você tome medidas para lidar com essas emoções de maneira saudável, em vez de recorrer à comida como uma forma de escape.

Perguntas poderosas

Antes de comer, faça a si mesmo algumas perguntas poderosas. Pergunte-se se você está realmente com fome ou se está apenas entediado, estressado ou emocionalmente sobrecarregado. Pergunte como se sentirá depois de comer determinados alimentos. Essas perguntas direcionam sua atenção para suas verdadeiras necessidades alimentares e ajudam a evitar comer impulsivamente.

Grupos de apoio e terapia

Se você estiver enfrentando desafios significativos em relação à alimentação emocional, considere procurar grupos de apoio locais ou terapia. Esses recursos oferecem um ambiente seguro para compartilhar experiências, obter apoio e aprender estratégias eficazes para lidar com as emoções relacionadas à comida.

Visualização criativa

Pratique a visualização criativa para manter sua motivação alta. Feche os olhos e visualize seus objetivos de emagrecimento com detalhes vívidos. Imagine como se sentirá quando alcançar esses objetivos. Essa visualização pode ser uma fonte diária de inspiração e motivação.

Treinamento Cognitivo-Comportamental (TCC)

Aprenda a identificar e a modificar pensamentos disfuncionais relacionados à comida e ao corpo. Quando você perceber pensamentos negativos automáticos, desafie-os. Substitua-os por pensamentos mais realistas e saudáveis. Isso ajuda a transformar sua relação com a comida.

Exercício físico

Integre o exercício físico à sua rotina. O exercício não apenas ajuda a regular emoções, mas também contribui para a perda de peso. Encontre uma atividade física que você goste; o exercício é uma forma poderosa de melhorar o equilíbrio mental e emocional.

Por fim, a compreensão dessa conexão entre saúde mental e emagrecimento destaca a importância de uma abordagem ampla e multidisciplinar para a perda de peso e a saúde em geral. Tratar a mente e o corpo como um sistema interconectado é essencial. A saúde mental não é apenas uma consideração secundária em uma jornada de emagrecimento; é um componente integral do sucesso a longo prazo.

Portanto, a chave para uma jornada de emagrecimento bem-sucedida é a conscientização e a gestão de nossos estados mentais. Isso não significa que devemos eliminar todas as emoções negativas, mas desenvolver estratégias para lidar com elas de maneira saudável e construtiva. Ao fazer isso, podemos criar uma base sólida para hábitos alimentares saudáveis e alcançar nossas metas de emagrecimento de forma mais eficaz.

A EPIDEMIA DO ESTRESSE

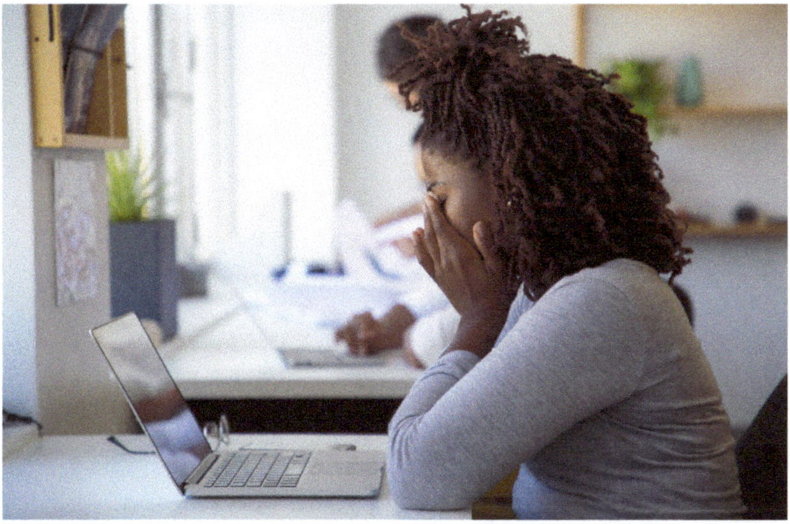

Vamos explorar um dos desafios mais significativos que enfrentamos em nossa jornada em busca de um emagrecimento saudável: o estresse. O estresse se tornou uma epidemia silenciosa em nossa sociedade moderna, afetando não apenas nossa saúde mental, mas também nossos hábitos alimentares e nosso corpo de maneira profunda.

O estresse é uma resposta natural do nosso corpo a situações desafiadoras. Em pequenas doses, o estresse pode ser motivador e nos ajudar a lidar com desafios. No entanto, quando o estresse se torna crônico e avassalador, ele pode se transformar em um inimigo da nossa saúde mental e física. É importante reconhecer que o estresse não afeta apenas nossa mente; ele desencadeia uma série de reações em nosso corpo.

O estresse crônico pode levar a níveis elevados de cortisol, o hormônio do estresse, que está diretamente ligado ao acúmulo de gordura abdominal.

O excesso de cortisol pode causar uma série de efeitos negativos em nosso corpo, incluindo:

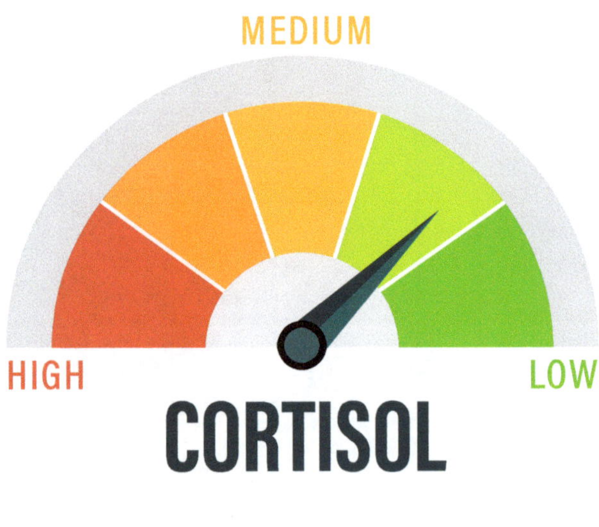

- **Aumento do apetite:** historicamente, quando enfrentávamos situações de perigo, nosso corpo liberava cortisol para nos preparar para a "fuga ou luta". Isso aumentava a busca por alimentos ricos em energia, como açúcar e gordura, para garantir que tivéssemos a energia necessária para escapar ou enfrentar a ameaça. Comer alimentos açucarados ou gordurosos pode acionar a liberação de neurotransmissores, como a serotonina, que proporcionam uma sensação temporária de alívio do estresse e dores emocionais. Portanto, recorremos a esses alimentos como uma forma de automedicação para lidar com o estresse.
- **Armazenamento de gordura abdominal:** existem receptores específicos de cortisol nas células de gordura abdominal, tornando essa região especialmente sensível aos efeitos do cortisol. Quando o cortisol está elevado devido ao estresse crônico, as células de gordura abdominal podem se tornar mais ativas, levando ao armazenamento de gordura nessa região. Isso é problemático porque a gordura visceral (gordura abdominal) está fortemente associada a doenças metabólicas, como diabetes tipo 2 e doenças cardíacas.
- **Redução da saciedade:** o estresse pode interferir na nossa capacidade de reconhecer sinais de saciedade, levando a excessos alimentares.

O estresse pode afetar a regulação do apetite e da saciedade de várias maneiras:

- **Desequilíbrio hormonal:** o estresse crônico pode causar desequilíbrios hormonais, que afetam os hormônios da fome, como a grelina, e os hormônios da saciedade, como a leptina. Isso pode levar a um aumento da fome e a uma redução na sensação de saciedade após as refeições.
- **Comer emocional:** quando estamos estressados, podemos recorrer à comida como uma forma de lidar com as emoções. Isso muitas vezes resulta em comer em excesso, mesmo quando nosso corpo não precisa de mais comida.
- **Alterações no metabolismo:** o cortisol pode afetar negativamente o metabolismo, dificultando a perda de peso, influenciando de maneiras tais como:
    - **Metabolismo de glicose:** o cortisol aumenta a produção de glicose no fígado e a resistência à insulina, o que pode levar ao aumento dos níveis de açúcar no sangue e ao desenvolvimento de diabetes tipo 2.
    - **Metabolismo de gordura:** o cortisol pode afetar o metabolismo das gorduras, levando ao acúmulo de lipídios no fígado e a problemas metabólicos.
    - **Redução da massa muscular:** o cortisol pode causar a quebra de proteínas musculares, levando à perda de massa muscular. Como os músculos queimam calorias, isso pode afetar negativamente a taxa metabólica basal, dificultando a perda de peso.

O estresse crônico também impacta a absorção de alimentos no nosso organismo.

O aumento dos níveis de cortisol no corpo pode afetar a forma como o sistema digestivo funciona. Em algumas pessoas, o estresse crônico, que leva a níveis elevados de cortisol, pode causar sintomas gastrointestinais, como indigestão, refluxo ácido e alterações nos padrões alimentares. Isso pode afetar negativamente a absorção de nutrientes dos alimentos.

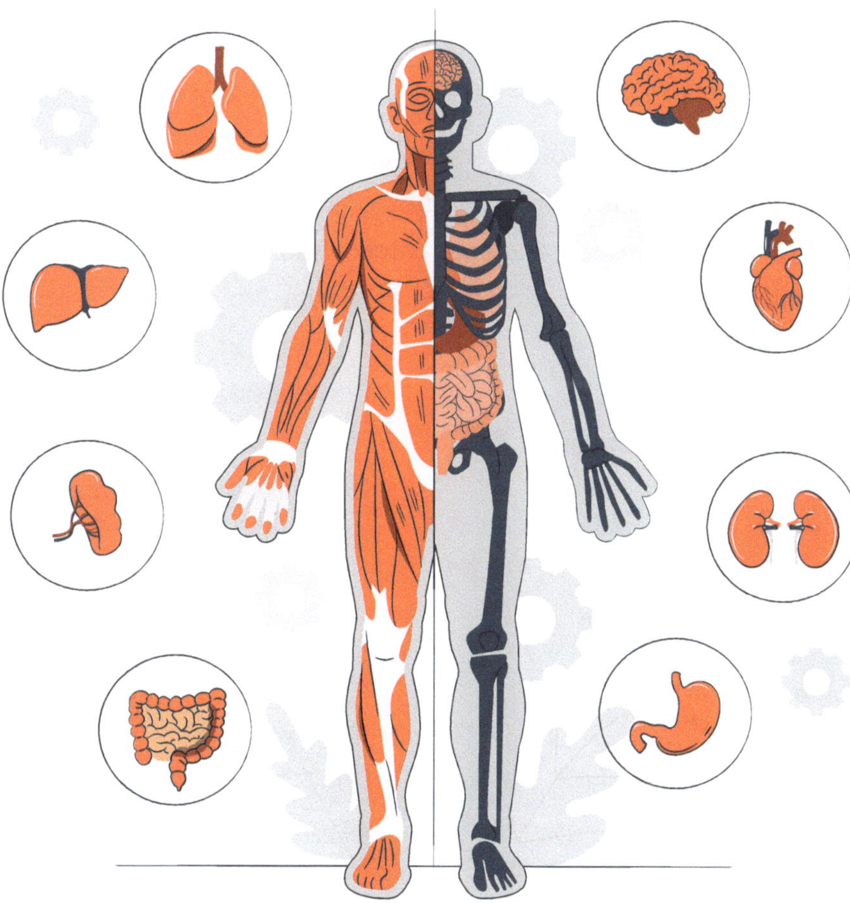

O cortisol faz parte da resposta de "luta ou fuga" do corpo ao estresse. Isso significa que, quando estamos sob estresse, nosso corpo direciona recursos para lidar com a situação de estresse imediato, muitas vezes às custas de funções menos essenciais, como a digestão eficaz.

Gerenciar o estresse de forma eficaz é uma parte importante de uma jornada bem-sucedida de emagrecimento e saúde.

AUTOESTIMA E MOTIVAÇÃO DURANTE O PROCESSO DE EMAGRECIMENTO

A autoestima e a motivação são pilares fundamentais em nossa jornada de emagrecimento. Quando se trata de perder peso e adotar um estilo de vida mais saudável, como vimos ao longo deste livro, o equilíbrio entre corpo e mente é essencial. No entanto, é importante reconhecer que o sobrepeso e a obesidade muitas vezes podem afetar negativamente nossa autoestima e nossa imagem corporal.

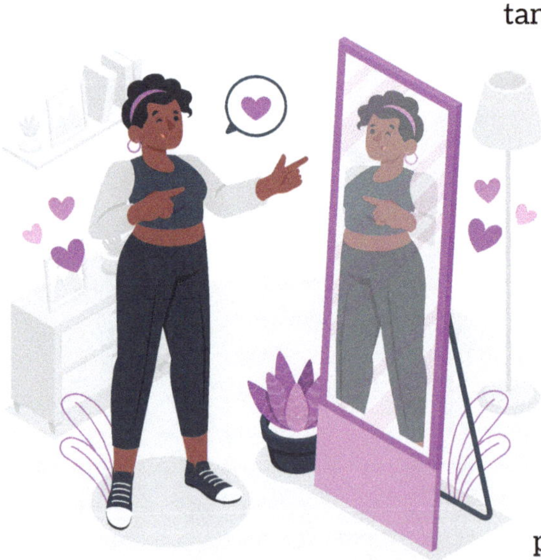

A autoconsciência também está relacionada à nossa autoimagem e à nossa autoestima. Ao compreender nossos pensamentos e nossas crenças sobre nosso corpo, podemos começar a cultivar uma imagem corporal mais positiva e desenvolver uma relação mais saudável com a comida.

A autoestima é a avaliação subjetiva que fazemos de nós mesmos. Ela pode ser influenciada por nossa aparência, nossas realizações, nossos relacionamentos e até mesmo pelas opiniões dos outros. Quando enfrentamos a obesidade, é comum que nossa autoestima seja afetada negativamente. Sentimentos de inadequação, vergonha e baixa autoestima podem surgir. No entanto, é importante entender que a autoestima não deve ser baseada apenas na aparência física.

Uma autoestima saudável se constrói a partir de reconhecer nossas qualidades, habilidades e conquistas, independentemente do peso corporal.

Evite comparar-se com os outros, especialmente com as imagens idealizadas nas redes sociais.

Lembre-se de que cada pessoa é única e o sucesso no emagrecimento é pessoal e individual.

A jornada de emagrecimento é um caminho cheio de desafios, mas a motivação e a resiliência são suas aliadas mais poderosas para superar cada obstáculo. A autoestima e uma mentalidade focada no bem-estar são pilares essenciais para enfrentar essa jornada com sucesso.

Lembre-se de que você é mais forte do que imagina, capaz de transformar sua vida e sua saúde. Ao cultivar uma autoestima sólida e manter a motivação acesa, você está trilhando um caminho que não apenas levará a uma transformação física, mas também a uma jornada de autodescoberta e crescimento pessoal.

Você está no controle e cada passo que dá o aproxima do bem-estar e da felicidade que merece. Continue avançando com confiança e determinação, o sucesso é inevitável.

4. A INFLUÊNCIA DO AMBIENTE NO EMAGRECIMENTO

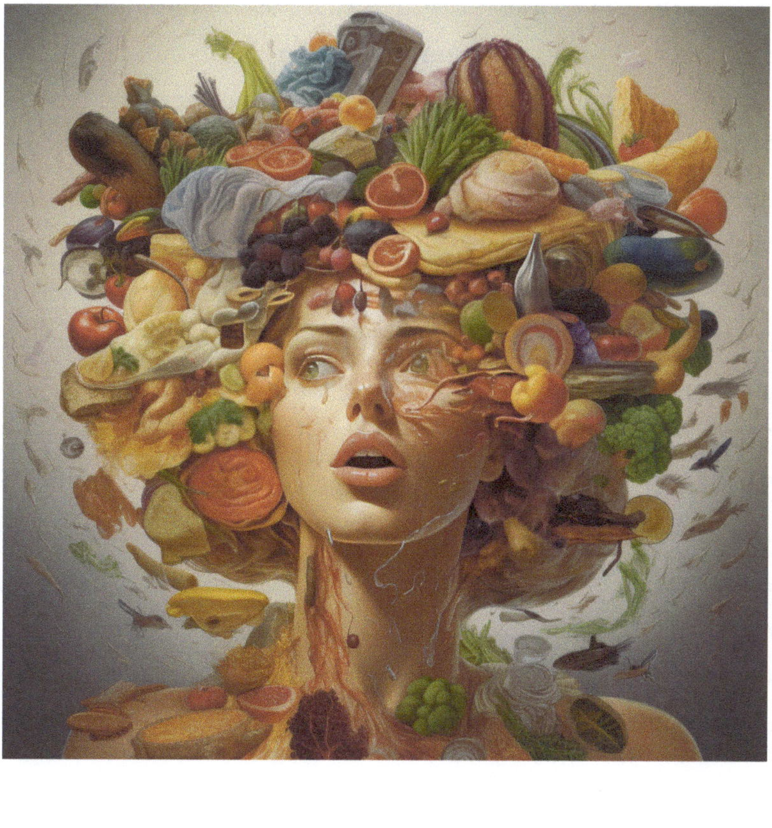

IDENTIFICAÇÃO DE FATORES AMBIENTAIS QUE PODEM IMPACTAR A DIETA

Você sabia que o ambiente em que você vive pode contribuir para o ganho de peso? É verdade. Muitos dos desafios que enfrentamos na busca por uma alimentação saudável e controle de peso estão relacionados ao ambiente que nos cerca.

A abundância de opções de alimentos não saudáveis em nosso ambiente é, sem dúvida, um dos maiores contribuintes para um ambiente "engordativo". Restaurantes *fast food*, aplicativos de entrega de comida e lojas de conveniência são amplamente acessíveis e muitas vezes atraentes devido ao preço e à conveniência.

Esses alimentos altamente processados geralmente são projetados para serem saborosos e viciantes, o que pode levar as pessoas a consumi-los em excesso. Além disso, as porções frequentemente oferecidas por esses estabelecimentos são maiores do que as necessárias para uma refeição equilibrada, levando ao consumo excessivo de calorias.

A acessibilidade e a disponibilidade desses alimentos não saudáveis tornam mais fácil para as pessoas fazerem escolhas pouco nutritivas, especialmente quando estão com pressa, cansadas ou sob estresse. Essa conveniência muitas vezes supera a intenção de fazer escolhas mais saudáveis.

A facilidade de encontrar alimentos pouco saudáveis a cada esquina pode levar a escolhas alimentares não favoráveis. Como *fast food* e alimentos processados estão prontamente disponíveis, é um desafio evitar tentações que podem afetar negativamente nossa saúde.

Esses alimentos são frequentemente ricos em açúcares adicionados, gorduras trans e sódio, além de conterem poucos nutrientes essenciais e calorias vazias. Essas opções podem atrapalhar nossos esforços para manter uma alimentação saudável.

Além disso, o ambiente de trabalho pode ser um local onde escolhas alimentares não saudáveis são incentivadas. Máquinas de venda automática cheias de lanches pouco nutritivos, almoços rápidos em lanchonetes próximas e a cultura de "almoçar na mesa" enquanto se trabalha podem contribuir para uma alimentação pouco saudável.

O ambiente social também desempenha um papel importante. Se seus amigos e familiares têm hábitos alimentares não saudáveis, é mais provável que você siga o exemplo. Além disso, a pressão social para participar de festas, eventos e reuniões que envolvam comida muitas vezes leva a excessos alimentares.

Outro grande fator que também pode influenciar esse processo é a falta de incentivo à atividade física. Viver em um ambiente que não incentiva a atividade física, sem espaços verdes ou instalações esportivas, pode dificultar a manutenção de um estilo de vida ativo. A falta de exercício regular é um fator importante na obesidade.

Algo que também é comum em ambientes urbanos é o estresse crônico, que pode levar ao ganho de peso. Isso ocorre porque o estresse muitas vezes desencadeia a compulsão alimentar emocional, levando ao consumo excessivo de calorias. Além disso, o estresse está associado à falta de sono adequado, por sua vez ligada diretamente ao ganho de peso, pois pode afetar os hormônios reguladores da fome.

Pequenas mudanças no dia a dia podem ser suas aliadas para evitar o ganho de peso. Essas mudanças são estratégias poderosas para resistir à influência de um ambiente engordativo.

CRIAÇÃO DE UM AMBIENTE FAVORÁVEL AO EMAGRECIMENTO

Nosso ambiente exerce uma influência profunda em nossas escolhas diárias, e isso também se aplica às escolhas alimentares. Se você deseja alcançar e manter um peso saudável, é crucial criar um ambiente que promova comportamentos saudáveis e facilite a tomada de decisões alimentares nutritivas.

ESTRATÉGIAS PARA CRIAR UM AMBIENTE FAVORÁVEL

- Organize sua cozinha de forma inteligente. Mantenha alimentos saudáveis visíveis e ao alcance fácil. Guarde alimentos menos saudáveis fora de vista ou em locais de difícil acesso. Você pode utilizar recipientes transparentes para armazenar alimentos saudáveis na geladeira, por exemplo, tornando-os mais visíveis e acessíveis.
- Elabore um plano de refeições semanal. Isso ajuda a evitar decisões impulsivas e a garantir que você tenha opções saudáveis disponíveis.
- Evite comer em frente à TV ou ao computador. Comer distraído pode levar a excessos, já que você está menos consciente das quantidades que está consumindo.
- Mantenha-se hidratado. Beba água regularmente ao longo do dia. Às vezes, a sede é confundida com fome.
- Crie um ambiente de apoio social. Converse com amigos e familiares sobre seus objetivos de emagrecimento e peça apoio. Se possível, envolva-os em suas metas.
- Estabeleça horários regulares de refeições. Manter horários consistentes ajuda a evitar a fome extrema, o que pode levar a escolhas alimentares impulsivas e não saudáveis.
- Reduza o estresse em seu ambiente. Identifique fontes de estresse em sua vida e procure maneiras saudáveis de lidar com elas.

Criar um ambiente favorável ao emagrecimento não é apenas uma tática, mas uma parte essencial da abordagem para o emagrecimento saudável. À medida que você molda seu ambiente, está construindo um alicerce sólido para alcançar seus objetivos. Aprenda a utilizar o poder do ambiente a seu favor e você estará mais próximo de uma vida mais saudável e equilibrada.

5. SONO E RECUPERAÇÃO

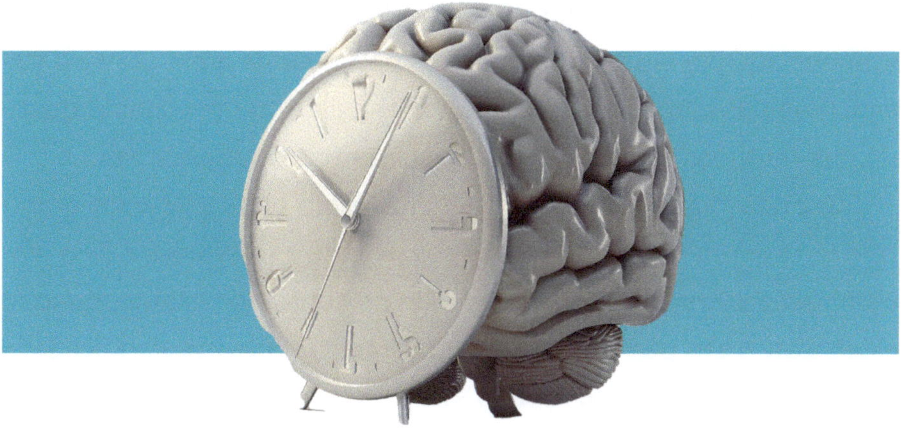

CICLO CIRCADIANO E A RELAÇÃO COM O EMAGRECIMENTO

O funcionamento adequado do corpo humano é regido por uma série de ritmos naturais chamados de ritmos circadianos ou ciclo circadiano. Esses ritmos, que operam em ciclos de aproximadamente 24 horas, têm um impacto profundo em nossa vida cotidiana, influenciando processos como o estado de alerta, o apetite e a temperatura corporal.

Neste capítulo exploraremos o papel fundamental dos ritmos circadianos em nossa saúde e em nosso bem-estar, destacando como eles podem ser essenciais para manter um ciclo saudável de sono-vigília.

O que são ritmos circadianos?

Os ritmos circadianos são como os "relógios internos" do corpo, sincronizados com o ciclo natural do dia e da noite. Eles são regidos por um relógio biológico localizado no cérebro que, por sua vez, é influenciado por sinais ambientais, especialmente a luz. O ritmo circadiano mais conhecido é o ciclo sono-vigília, que determina quando nos sentimos alertas e quando nos sentimos sonolentos.

Quando nossos ritmos circadianos estão alinhados com o ambiente, experimentamos um sono consistente e restaurador. Essa sincronização é crucial para a qualidade do sono. No entanto, quando esses ritmos são perturbados, podem surgir problemas significativos de sono, como a insônia. Além disso, os ritmos circadianos desempenham um papel vital em várias funções corporais, incluindo a consolidação de memória, a cura do corpo e a regulação metabólica.

Efeitos do desalinhamento dos ritmos circadianos

Distúrbios no ritmo circadiano podem ter implicações graves para a saúde. Eles estão associados a uma série de condições crônicas, incluindo diabetes, obesidade, depressão, transtorno bipolar e transtorno afetivo sazonal, bem como outros distúrbios do sono. A compreensão dessa relação é fundamental para entender a fisiologia e a patologia preexistentes a essas doenças.

Os ritmos circadianos são controlados por um relógio central no cérebro chamado núcleo supraquiasmático (SCN). No entanto, alguns estudos revelaram a presença de osciladores secundários ou periféricos em todo o corpo, que também desempenham um papel na regulação dos ritmos circadianos.

Esses osciladores periféricos estão presentes em vários órgãos, como coração, fígado, rins, entre outros, e são influenciados por sinais externos e fatores como temperatura e horários das refeições.

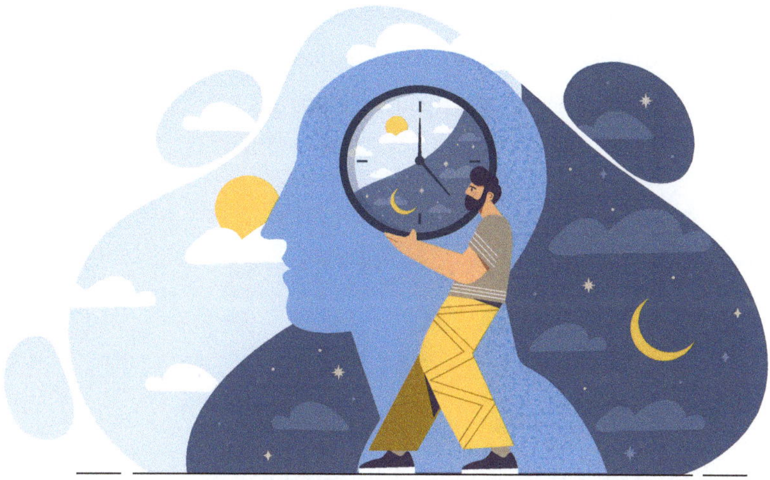

Importância do sono para os ritmos circadianos

O sono adequado é essencial para reabastecer e curar o corpo. Durante o sono, os ritmos circadianos se envolvem em processos metabólicos, remodelação neuronal, consolidação de memória e assimilação de sistemas motores complexos. É um momento crucial para a saúde física e mental.

Ciclo circadiano e o emagrecimento

Uma relação importante entre o ciclo circadiano e o emagrecimento saudável é a regulação do apetite e da saciedade.

Quando nosso ciclo circadiano está desregulado, seja devido a hábitos de sono inadequados, exposição excessiva à luz artificial durante a noite ou alimentação irregular, isso pode afetar negativamente a regulação hormonal e o equilíbrio energético. Isso pode levar a um aumento do apetite, desejos por alimentos calóricos e uma maior propensão ao ganho de peso.

IMPACTO DO SONO NA PERDA DE PESO E NO METABOLISMO E A IMPORTÂNCIA DO DESCANSO PARA O EMAGRECIMENTO

O ciclo circadiano também influencia o metabolismo. Estudos mostram que a taxa metabólica é mais alta durante o dia e diminui durante a noite. Isso significa que nosso corpo tem uma capacidade naturalmente maior de queimar calorias durante o dia, quando estamos mais ativos e alertas. Portanto, otimizar nosso ciclo circadiano pode ajudar a aproveitar ao máximo esse maior potencial de queima de calorias.

O sono desempenha um papel surpreendente quando se trata de perda de peso e metabolismo. Pode parecer estranho pensar que uma atividade aparentemente passiva como dormir possa afetar nosso peso e como nosso corpo queima calorias, mas a ciência por trás disso é fascinante.

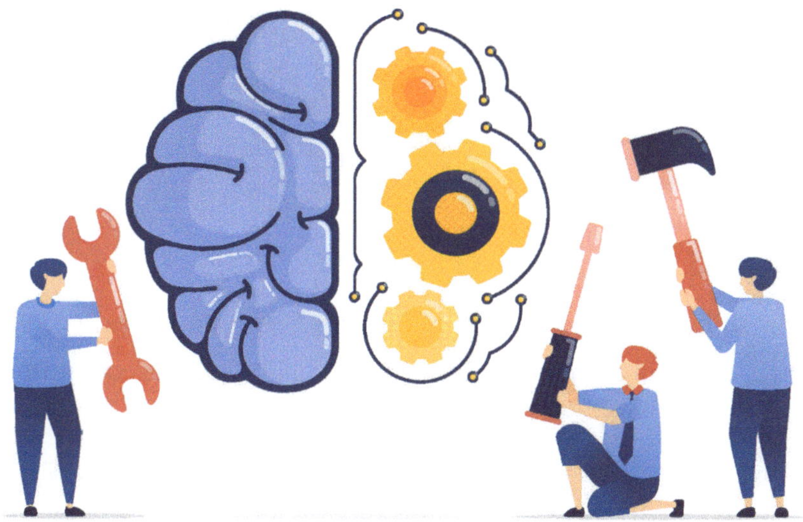

Quando dormimos, nosso corpo passa por uma série de processos de reparação, regeneração e regulação hormonal. Durante o sono, o cérebro trabalha arduamente para consolidar memórias, o sistema imunológico se fortalece e os tecidos se reparam. Além disso, ocorre uma importante regulação hormonal que afeta diretamente nosso metabolismo.

Uma das principais maneiras pelas quais o sono influencia a perda de peso é através da regulação dos hormônios relacionados ao apetite e à saciedade. Durante um sono adequado e de qualidade, os níveis de grelina, o hormônio da fome, diminuem, enquanto os níveis de leptina, o hormônio da saciedade, aumentam.

Por outro lado, a privação do sono está associada a uma disfunção hormonal que pode levar a desejos por alimentos calóricos e ricos em carboidratos. Isso ocorre porque a privação do sono aumenta a produção de grelina e diminui os níveis de leptina, resultando em um desequilíbrio hormonal que pode nos fazer sentir fome mesmo quando não precisamos de mais alimentos. Essa combinação de desejos e aumento do apetite pode levar a escolhas alimentares menos saudáveis e ao consumo excessivo de calorias, o que dificulta a perda de peso.

> **!** Isso significa que quando estamos bem descansados, temos menos fome e nos sentimos mais satisfeitos após as refeições, o que pode ajudar a controlar nossa ingestão de calorias.

Além disso, o sono adequado também está ligado ao metabolismo de carboidratos e gorduras. Quando estamos privados de sono, nosso corpo tende a ter uma resposta reduzida à insulina, o hormônio responsável pela regulação dos níveis de açúcar no sangue. Isso pode levar ao aumento dos níveis de glicose no sangue e ao acúmulo de gordura corporal. Além disso, a privação do sono também pode reduzir a capacidade do nosso corpo de queimar gordura como fonte de energia, favorecendo seu armazenamento.

Um fator interessante a ser considerado é que o sono pode até afetar nossas escolhas alimentares de forma subconsciente. Estudos mostram que quando estamos privados de sono, tendemos a preferir alimentos ricos em calorias, carboidratos e gorduras, ao mesmo tempo em que temos menos controle sobre nossas escolhas alimentares saudáveis. Isso ocorre porque a privação do sono afeta as áreas do cérebro responsáveis pelo controle do impulso e do julgamento, tornando mais difícil resistir às tentações alimentares.

Além dos efeitos diretos no apetite, saciedade e metabolismo, o descanso adequado também desempenha um papel indireto no emagrecimento. Quando estamos bem descansados, temos mais energia e disposição para nos engajar em atividades físicas, o que é fundamental para queimar calorias e promover a perda de peso. Além disso, o descanso adequado está associado a um melhor humor e bem-estar geral, o que pode levar a uma maior motivação e adesão a um estilo de vida saudável.

ESTRATÉGIAS PARA MELHORAR A QUALIDADE DO SONO E REGULAR O CICLO CIRCADIANO

Uma das principais maneiras de otimizar o ciclo circadiano para promover o emagrecimento saudável é ter uma rotina de sono regular e consistente. O sono adequado e de qualidade é essencial para regular os ritmos circadianos e manter o equilíbrio hormonal adequado. Recomenda-se ter um horário de sono regular, evitando a exposição excessiva à luz antes de dormir e criando um ambiente propício ao descanso.

Além disso, é importante considerar a alimentação em relação ao ciclo circadiano. Optar por uma alimentação balanceada, com refeições regulares e em horários consistentes, pode ajudar a sincronizar os ritmos circadianos e melhorar a regulação hormonal. Evitar lanches noturnos e refeições pesadas próximas ao horário de dormir também é recomendado, pois pode interferir na qualidade do sono e na regulação do apetite.

Uma das melhores estratégias é estabelecer uma rotina de sono consistente. Isso significa ir para a cama e acordar aproximadamente no mesmo horário todos os dias, inclusive nos fins de semana. Essa regularidade ajuda a sincronizar o relógio interno do corpo, conhecido como ritmo circadiano, e a melhorar a qualidade do sono ao longo do tempo.

Além disso, criar um ambiente propício ao sono é fundamental:

- Certifique-se de que seu quarto seja escuro, silencioso e fresco.
- Use cortinas ou máscaras de dormir para bloquear a luz externa.
- Reduza a exposição a dispositivos eletrônicos antes de dormir, pois a luz emitida por esses aparelhos pode interferir na produção de melatonina, o hormônio do sono.

Outra estratégia interessante é adotar um ritual relaxante antes de dormir. Isso pode incluir atividades como ler um livro, tomar um banho quente, praticar meditação ou ouvir música suave. Essas práticas ajudam a acalmar a mente e o corpo, preparando-os para o descanso.

É importante também limitar a ingestão de estimulantes, como cafeína e álcool, especialmente próximo ao horário de dormir. A cafeína permanece no organismo por várias horas e pode prejudicar a qualidade do sono, enquanto o álcool pode interferir nos ciclos de sono, levando a despertares noturnos e sono fragmentado.

Outra dica valiosa é estabelecer uma prática constante de atividade física. Exercitar-se regularmente ajuda a regular o ritmo circadiano e a promover um sono mais profundo e restaurador. No entanto, é importante evitar exercícios intensos muito próximos ao horário de dormir, pois isso pode aumentar a energia e dificultar o relaxamento necessário para adormecer.

Se você estiver deitado na cama acordado por mais de 20 a 30 minutos, é melhor levantar-se e fazer algo relaxante até sentir sono. Isso evita que a cama seja associada à insônia.

Se ainda assim encontrar dificuldades em melhorar a qualidade do sono, pode ser útil consultar um profissional de saúde especializado em medicina do sono. Ele poderá avaliar sua situação individual e fornecer orientações mais personalizadas para resolver problemas específicos relacionados ao sono.

6. ALIMENTAÇÃO CONSCIENTE E NUTRIÇÃO EQUILIBRADA

DESMISTIFICAÇÃO DE DIETAS DA MODA

A busca por soluções rápidas para emagrecer e atingir a forma física dos sonhos tornou-se uma obsessão nos tempos modernos. Isso levou ao surgimento de uma infinidade de dietas da moda, cada uma prometendo resultados milagrosos em um curto espaço de tempo. No entanto, muitas dessas dietas não apenas fracassam em cumprir suas promessas; também podem ser prejudiciais à saúde.

Basicamente, as dietas da moda são regimes alimentares que ganham popularidade rapidamente e prometem resultados extraordinários. Em geral, elas se concentram em restringir grupos de alimentos, contar calorias em demasia ou promover o consumo excessivo de um único tipo de alimento. Essas dietas muitas vezes atraem pessoas com a promessa de uma perda de peso rápida, mas raramente oferecem uma solução sustentável a longo prazo.

Uma das principais armadilhas dessas dietas é a imposição de restrições alimentares extremas. Essas restrições podem privar o corpo de nutrientes essenciais, levando a deficiências nutricionais e problemas de saúde.

Esse desequilíbrio nutricional pode resultar em problemas de saúde, como anemia, fraqueza muscular, queda de cabelo e outros sintomas que podem prejudicar nossa qualidade de vida.

> **!** O primeiro perigo que enfrentamos quando adotamos uma dieta restritiva é a carência de nutrientes essenciais para o bom funcionamento do nosso organismo. Ao restringir drasticamente a variedade de alimentos que ingerimos, corremos o risco de não fornecer ao nosso corpo todos os nutrientes necessários para manter nossa saúde em dia.

Outra ameaça iminente quando adotamos dietas restritivas é a perda de massa muscular. Reduzir drasticamente a ingestão de calorias e nutrientes faz com que o corpo entre em um estado de privação, forçando-o a utilizar suas reservas de energia, incluindo a massa muscular. Isso pode resultar em perda de força e de resistência, e pode dificultar a manutenção do peso após o término da dieta.

Mas os problemas não param por aí. A perda de massa muscular também pode afetar nosso metabolismo, tornando a queima de calorias e o controle de peso uma tarefa ainda mais árdua. O tecido muscular, em comparação ao tecido adiposo, demanda mais energia para se manter, o que significa que quanto menos massa muscular temos, menor é nosso gasto calórico em repouso.

Além dos riscos para a saúde física, as dietas restritivas também podem abrir as portas para sérios transtornos alimentares, como a anorexia nervosa e a bulimia. Esses distúrbios não afetam apenas nosso corpo, mas também nossa saúde mental, representando um perigo que requer tratamento adequado.

ALIMENTOS DIET: VERDADES E MITOS SOBRE SUA EFICÁCIA E IMPACTO NO PESO

O termo "diet" frequentemente nos leva a associá-lo a alimentos destinados a regimes de emagrecimento, mas o seu verdadeiro significado é muitas vezes obscuro para a maioria das pessoas, resultando em confusões e equívocos. Diet, ou dietético, refere-se a qualquer alimento elaborado para atender a necessidades específicas de determinados grupos, e não é necessariamente destinado a regimes de emagrecimento.

Vamos explorar alguns exemplos para esclarecer esse conceito:

Um alimento com pouco ou nenhum sal é considerado diet para hipertensos.

Bebidas como os isotônicos são repositores de energia e sais minerais para atletas, mas são inadequadas para regimes de emagrecimento e para diabéticos.

O chocolate diet, em geral, não contém açúcar, sendo uma opção para diabéticos, mas pode ter mais gordura do que o chocolate normal, e até mesmo mais calorias.

Dentre os alimentos dietéticos mais vantajosos para quem busca emagrecer, destacam-se aqueles que substituíram o açúcar, sendo essa a única fonte de calorias do alimento na versão normal. Refrigerantes, algumas geleias, balas e chicletes dietéticos têm um número de calorias próximo a zero, sendo ideais para regimes de restrição calórica.

No entanto, é importante **avaliar cuidadosamente os rótulos,** comparar o número de calorias e evitar generalizações. Alguns alimentos, como chocolate, pão e a maioria dos sorvetes, podem ter versões diet que oferecem poucas vantagens em termos de emagrecimento. A chave está em analisar detalhadamente as informações nutricionais e fazer escolhas conscientes.

!

FIQUE ATENTO: a eficácia e a adequação dos alimentos dietéticos variam de pessoa para pessoa. Cada indivíduo possui necessidades específicas e respostas distintas aos componentes desses produtos. Portanto, é sempre aconselhável consultar um profissional de saúde ao fazer escolhas alimentares, especialmente em casos de condições de saúde específicas.

EFEITO SANFONA

O efeito sanfona, tão temido por quem embarca em dietas restritivas, é uma montanha-russa de peso que assombra aqueles que desejam emagrecer rapidamente. Muitas vezes, na ânsia de alcançar resultados rápidos, as pessoas adotam dietas extremamente restritivas que, embora possam resultar em perda de peso inicial, são insustentáveis a longo prazo. O resultado? Um ciclo vicioso de perda e ganho de peso, com frequência deixando as pessoas em um estado pior do que antes de iniciar a dieta.

A perda de peso abrupta e subsequente ganho de peso característico do efeito sanfona têm um impacto considerável em nosso metabolismo. Nosso cérebro interpreta a perda repentina de peso e gordura como um sinal de escassez, ativando mecanismos de sobrevivência que favorecem o armazenamento de gordura. O metabolismo abranda, o organismo se prepara para recuperar o peso perdido e a recuperação de peso torna-se inevitável.

A oscilação de peso desequilibra a concentração de hormônios vitais para o controle do comportamento alimentar, incluindo a insulina e a leptina. Esse desequilíbrio resulta em um metabolismo mais lento e um aumento do apetite, criando um ciclo vicioso de comer demais e ganhar peso.

Estudos revelam as consequências prejudiciais do efeito sanfona para nossa saúde, incluindo uma distribuição de gordura corporal prejudicial e uma diminuição da gordura protetora. Isso aumenta o estado inflamatório do organismo, elevando os riscos de desenvolvimento de condições como diabetes e problemas cardíacos.

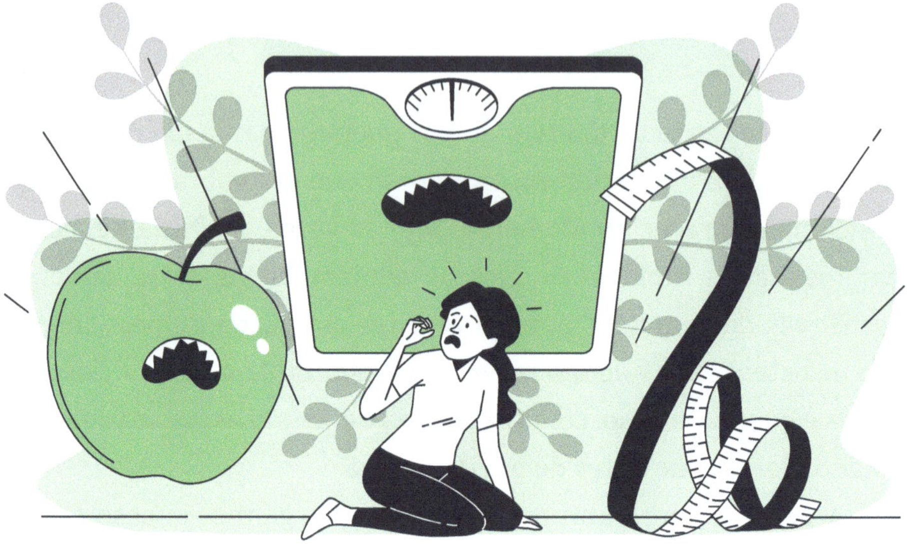

Então, como evitar o temido efeito sanfona e buscar um emagrecimento de qualidade? A resposta reside na mudança de hábitos a longo prazo, não em soluções temporárias. A jornada do emagrecimento deve ser um processo consciente e duradouro.

Uma abordagem de perda de peso consciente e eficaz não envolve restrições alimentares extremas. Você pode comer de tudo, desde que faça escolhas mais saudáveis e nutritivas sempre que possível.

IMPORTÂNCIA DA ALIMENTAÇÃO CONSCIENTE

Comer é uma parte fundamental da nossa existência. Além de ser uma necessidade biológica, a alimentação também é um prazer e uma forma de socialização. No entanto, muitas vezes nos entregamos a essa atividade de maneira automática, sem prestar atenção adequada ao que estamos colocando em nossos corpos. É aqui que entra a importância da alimentação consciente.

A alimentação consciente, também conhecida como *mindful eating*, é uma prática que envolve prestar atenção plena à comida que consumimos. É uma abordagem que nos convida a estar totalmente presentes durante as refeições, a ouvir nossos corpos e a fazer escolhas alimentares mais conscientes.

POR QUE FALAR SOBRE A ALIMENTAÇÃO CONSCIENTE É IMPORTANTE?

- **Promove a apreciação da comida:** ao praticar a alimentação consciente, aprendemos a apreciar a textura, o sabor e o aroma dos alimentos de uma maneira mais profunda. Comer se torna uma experiência sensorial rica.
- **Ajuda no controle do peso:** quando comemos conscientemente, estamos mais sintonizados com os sinais de fome e saciedade do nosso corpo. Isso pode ajudar a evitar excessos e a manter um peso saudável.
- **Reduz a compulsão alimentar:** a alimentação consciente nos ajuda a reconhecer os desejos e as emoções que podem levar à compulsão alimentar. Isso nos permite fazer escolhas alimentares mais conscientes, em vez de ceder a impulsos.
- **Melhora a digestão:** comer com atenção plena envolve mastigar lentamente e saborear cada mordida. Isso facilita a digestão e pode reduzir problemas gastrointestinais.
- **Diminui o estresse:** a alimentação consciente é uma forma eficaz de reduzir o estresse. Ao focar na comida e no momento presente, podemos deixar de lado preocupações e ansiedades.

PRÁTICA DA ALIMENTAÇÃO CONSCIENTE

Aqui estão algumas dicas para incorporar a alimentação consciente em sua vida cotidiana.

- **Coma sem distrações:** evite comer na frente da TV, do computador ou do celular. Dedique tempo exclusivamente para a refeição.
- **Mastigue devagar:** mastigue cada mordida várias vezes antes de engolir. Isso não apenas ajuda na digestão, mas também permite que você saboreie mais a comida.
- **Use todos os sentidos:** observe a aparência, o cheiro, o sabor e a textura dos alimentos. Deixe seus sentidos guiarem sua experiência.
- **Esteja atento aos sinais do corpo:** verifique regularmente como você se sente durante a refeição. Está satisfeito? Ainda tem fome? Respeite esses sinais.
- **Redescubra o prazer de cozinhar:** prepare suas próprias refeições sempre que possível. Isso o conecta mais com os alimentos que você consome.

! A alimentação consciente não se trata de seguir uma dieta rigorosa, mas, sim, de cultivar uma relação mais saudável e mais consciente com a comida. Desenvolver essa prática pode fazer você descobrir não apenas uma maneira mais saudável de comer, mas também uma maior apreciação pela comida e pela vida em geral. Então, na próxima refeição, experimente comer com atenção plena e note a diferença.

EFEITO PLATÔ

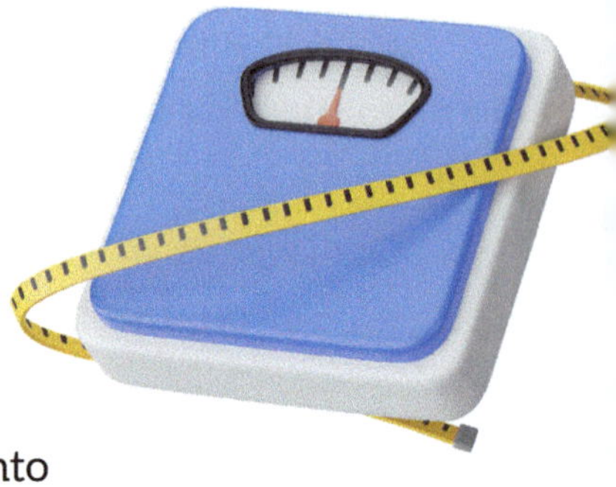

Você começou sua jornada de emagrecimento com entusiasmo e determinação. As primeiras semanas (ou meses) foram incríveis, com a balança mostrando números cada vez menores. Mas, então, algo aconteceu. Seu progresso estagnou. Não importa o quanto você se esforce, a balança insiste em mostrar o mesmo peso. Você está enfrentando o infame "efeito platô".

O efeito platô é um obstáculo comum na jornada de emagrecimento. Ele ocorre quando seu corpo se adapta às mudanças na dieta e no exercício, desacelerando a perda de peso. Isso pode ser frustrante, mas é importante entender por que isso acontece.

Seu corpo é uma máquina adaptativa notável. Quando você começa a reduzir a ingestão de calorias e aumentar a atividade física, ele percebe a mudança e, em um esforço para sobreviver, faz ajustes. Seu metabolismo desacelera para conservar energia, tornando a perda de peso mais lenta.

Retenção de água

Às vezes, o efeito platô é apenas uma ilusão causada pela retenção de água. Quando você queima gordura, as células de gordura liberam água, que pode temporariamente mascarar a perda de peso na balança.

Músculo *versus* gordura

Enquanto perde peso, você também está construindo músculos, especialmente se estiver se exercitando regularmente. Lembre-se de que o músculo pesa mais do que a gordura. Portanto, mesmo que a balança pareça estagnada, seu corpo está passando por mudanças positivas.

Como superar o efeito platô

A boa notícia é que o efeito platô não é o fim do caminho. Você pode superá-lo com paciência e ajustes inteligentes.

- **Variedade na alimentação:** uma das maneiras mais eficazes de superar o efeito platô é introduzir variedade em sua dieta. Se você vem seguindo um plano alimentar restrito, seu corpo pode ter se acostumado a um padrão específico de ingestão de calorias e nutrientes. Inserir novos alimentos e novas receitas na sua rotina alimentar não apenas estimula seu paladar, como também estimula seu corpo, tornando-o mais eficiente na queima de calorias.
- **Ajustes na atividade física:** alterar sua rotina de exercícios é fundamental para vencer o efeito platô. Se você está fazendo os mesmos exercícios repetidamente, seu corpo se adapta e se torna menos eficiente na queima de calorias. Experimente novos tipos de exercícios, aumente a intensidade dos treinos ou varie o tempo e a duração das sessões.
- **Hidratação adequada:** a água desempenha um papel fundamental no metabolismo e na perda de peso. A desidratação pode afetar negativamente a capacidade do seu corpo de queimar calorias. Beba água suficiente ao longo do dia para garantir que seu organismo funcione adequadamente.
- **Monitoramento inteligente:** além de observar a balança, use outras maneiras de acompanhar seu progresso. Tire medidas do seu corpo, verifique seu percentual de gordura corporal e tire fotos regularmente. Às vezes, as mudanças podem não ser visíveis na balança, mas serem evidentes em outras áreas.

- **Períodos de descanso adequados:** não subestime a importância do descanso e da recuperação. O excesso de treinamento pode levar ao estresse crônico e ao platô. Certifique-se de que está dando ao seu corpo tempo suficiente para se recuperar e crescer mais forte.
- **Persistência e paciência:** lembre-se, a jornada de emagrecimento é uma maratona, não uma corrida. O efeito platô é apenas um obstáculo temporário. Com persistência, paciência e ajustes inteligentes, você continuará a progredir em direção aos seus objetivos de saúde e bem-estar.

PRINCÍPIOS BÁSICOS DE UMA DIETA EQUILIBRADA PARA EMAGRECIMENTO

Uma dieta equilibrada não significa apenas comer menos; também se trata de fazer escolhas alimentares conscientes e saudáveis que atendam às necessidades nutricionais do seu corpo.

Consuma uma variedade de alimentos

Uma dieta equilibrada deve incluir uma variedade de alimentos de todos os grupos alimentares, como frutas, legumes, grãos integrais, proteínas magras e laticínios com baixo teor de gordura. Cada grupo alimentar fornece nutrientes essenciais que seu corpo precisa para funcionar adequadamente. Consumir uma variedade de alimentos garante que você obtenha todos esses nutrientes.

- **Frutas e legumes:** esses alimentos são ricos em vitaminas, minerais e antioxidantes essenciais para o funcionamento do corpo. As frutas fornecem vitaminas C, A e potássio, enquanto os legumes oferecem fibras, vitaminas do complexo B e uma série de outros nutrientes. Além disso, são baixos em calorias, tornando-os aliados perfeitos para uma dieta de emagrecimento. Consumir uma variedade de frutas e legumes garante que você obtenha um amplo espectro de nutrientes.
- **Verduras:** esses alimentos de baixas calorias são ricos em nutrientes, como vitaminas (A, C, K), minerais (ferro, potássio) e fibras. Sua inclusão em uma dieta equilibrada auxilia na sensação de saciedade e contribui para a saúde geral do corpo.
- **Grãos integrais:** grãos integrais, como aveia, quinoa, arroz integral e pão integral são fontes de carboidratos complexos e fibras. Eles são essenciais para fornecer energia sustentada ao longo do dia e ajudam a manter estáveis os níveis de açúcar no sangue. As fibras nesses alimentos contribuem para a sensação de saciedade, o que pode ajudar a controlar o apetite. Grãos integrais também oferecem vitaminas do complexo B e minerais, como ferro e magnésio.

- **Proteínas magras:** proteínas magras, como peito de frango, peixe, ovos e leguminosas, fornecem os blocos de construção essenciais para o corpo. Elas contêm aminoácidos necessários para a construção e reparo de tecidos, incluindo músculos. Além disso, as proteínas magras são uma excelente fonte de saciedade, o que pode ajudar a reduzir a fome e a ingestão calórica total.
- **Laticínios com baixo teor de gordura:** produtos lácteos com baixo teor de gordura, como iogurte e leite desnatado, são uma fonte de cálcio essencial para a saúde dos ossos. Eles também fornecem proteína e outros nutrientes. Optar por versões com baixo teor de gordura ajuda a reduzir a ingestão de calorias e gordura saturada, tornando-os uma escolha mais saudável.

A razão pela qual é crucial consumir uma variedade de alimentos é que cada grupo alimentar oferece nutrientes únicos que desempenham funções específicas em seu corpo. A diversidade nutricional garante que você obtenha vitaminas, minerais e antioxidantes em quantidades adequadas, o que é essencial para o funcionamento ideal do seu corpo.

Além disso, uma dieta diversificada evita o tédio alimentar, tornando seu processo de emagrecimento mais agradável e sustentável. Você terá uma ampla gama de opções para criar refeições deliciosas e saudáveis, ao invés de se sentir limitado a um conjunto restrito de alimentos.

Controle as porções

O controle das porções desempenha um papel crucial no emagrecimento. Mesmo alimentos saudáveis em excesso podem resultar em ganho de peso. Esteja ciente do tamanho das porções e tente evitar o excesso.

Além disso, é útil aprender a reconhecer o tamanho apropriado das porções. Muitas vezes, comemos mais do que precisamos simplesmente porque estamos acostumados a porções excessivas. Tente prestar atenção às recomendações de tamanho de porção listadas nos rótulos dos alimentos e compare-as com o que você costuma servir. Essa comparação pode fornecer *insights* valiosos sobre como você pode ajustar suas porções para adequá-las a uma dieta equilibrada.

Outra abordagem é ouvir os sinais de fome e de saciedade do seu corpo. Coma devagar e preste atenção em como seu corpo responde à comida. Parar de comer quando estiver satisfeito, em vez de quando estiver cheio, é um hábito que pode ajudar a controlar as porções e evitar excessos.

!

É importante lembrar que controlar as porções não significa passar fome. Trata-se de encontrar um equilíbrio saudável entre o que você come e o que seu corpo precisa. Uma dieta bem equilibrada deve fornecer a quantidade certa de nutrientes e calorias para atender às necessidades do seu corpo e apoiar seu objetivo de emagrecimento. Portanto, seja consciente das porções, mas também esteja atento para não se restringir excessivamente, o que pode levar a um ciclo de privação e excessos.

Mantenha-se hidratado

Manter-se hidratado é um componente vital de uma dieta equilibrada para o emagrecimento. A água desempenha um papel fundamental no funcionamento do corpo e pode influenciar significativamente a sensação de saciedade. É comum que as pessoas confundam sede com fome, o que pode levar a um consumo excessivo de calorias. Portanto, beber água regularmente ao longo do dia é essencial para evitar essa confusão e apoiar seus esforços de emagrecimento.

A água desempenha diversas funções no organismo, incluindo a regulação da temperatura corporal, o transporte de nutrientes e a eliminação de resíduos. Quando estamos bem hidratados, nosso corpo funciona de maneira mais eficiente, o que pode melhorar o metabolismo e a capacidade de queimar calorias.

Além disso, a água tem um efeito de saciedade que pode ajudar a controlar o apetite. Beber um copo de água antes das refeições pode reduzir a quantidade de comida que você consome, o que pode ser particularmente útil se você estiver tentando controlar o tamanho das porções e reduzir a ingestão calórica.

Uma estratégia eficaz é manter uma garrafa de água por perto durante o dia para que você se lembre de beber regularmente.

Se você não é fã de água pura, adicionar uma fatia de limão, pepino ou outras frutas pode torná-la mais atraente. Lembre-se de que, além da água, outras bebidas, como chás de ervas e água com infusão de frutas, também podem contribuir para a hidratação.

No entanto, é importante evitar o consumo excessivo de bebidas açucaradas, como refrigerantes e sucos industrializados, que acabam adicionando calorias vazias à sua dieta e não oferecer os mesmos benefícios que a água e outras bebidas saudáveis.

Evite pular refeições

Evitar pular refeições é uma prática essencial quando se busca uma dieta equilibrada para o emagrecimento. Pular refeições, como o café da manhã, o almoço ou o jantar, pode levar a picos e quedas no nível de açúcar no sangue, o que, por sua vez, desencadeia desejos por alimentos não saudáveis e ricos em calorias vazias.

Ao não fornecer ao corpo uma ingestão regular de nutrientes e energia ao longo do dia, você pode criar um desequilíbrio que leva a sentimentos de fome intensa e descontrole alimentar. Esses desejos muitas vezes resultam em escolhas alimentares prejudiciais, como alimentos altamente processados, ricos em açúcar e gordura, que não são benéficos para o seu objetivo de emagrecimento.

Priorizar as principais refeições do dia, como o café da manhã, o almoço e o jantar, é uma estratégia inteligente. O café da manhã, em particular, é importante, pois quebra o jejum da noite e fornece ao corpo a energia de que ele precisa para iniciar o dia com vitalidade. Além disso, comer refeições equilibradas ao longo do dia mantém seu metabolismo ativo, o que ajuda na queima de calorias e no controle de peso.

Uma dica para evitar pular refeições é fazer um planejamento alimentar. Tenha um horário regular para cada refeição e planeje lanches saudáveis, como frutas ou iogurte, para consumir entre as refeições principais caso sinta fome. Isso ajudará a manter seus níveis de energia estáveis e evitará que você caia na armadilha de desejos por alimentos não saudáveis.

7. COLESTEROL E DIABETES: QUAL É A REAL RELAÇÃO COM O EMAGRECIMENTO SAUDÁVEL?

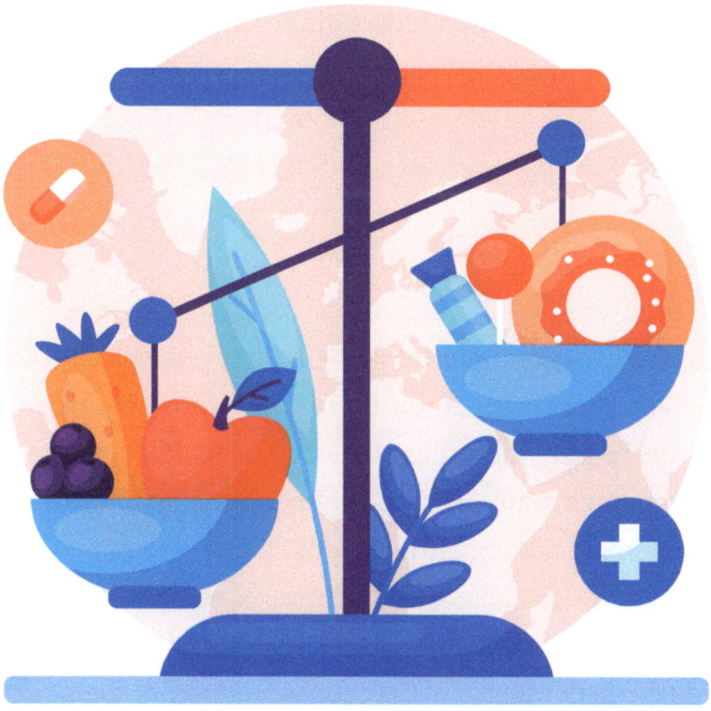

Embora já tenhamos abordado extensivamente os impactos negativos do colesterol e da diabetes, como essas condições realmente influenciam no processo de emagrecimento saudável?

É verdade que há pessoas com peso normal e marcadores de saúde adequados, mesmo consumindo quantidades consideráveis de gorduras e açúcares, aparentemente sem consequências negativas imediatas. Contudo, essa realidade é uma exceção. Na maioria dos casos, alimentos ricos em açúcar e, principalmente, aqueles carregados de gordura, não só podem levar ao desenvolvimento da obesidade, como também aumentam o risco de diabetes e elevam os níveis de colesterol. Entender como esses elementos interagem no corpo é crucial para promover um emagrecimento saudável e sustentável.

Entender o que é colesterol e como ele afeta nosso corpo é essencial para promover uma vida saudável. O colesterol, uma forma de gordura encontrada em alguns alimentos, pode se acumular nas artérias, potencialmente causando obstruções e, como consequência, impactando órgãos vitais, como coração, cérebro, rins e membros inferiores.

Embora o corpo todo possa ser afetado, o coração é frequentemente o primeiro órgão atingido por conta das artérias coronárias mais estreitas. Surpreendentemente, muitas pessoas com colesterol elevado não apresentam sintomas visíveis, tornando os exames de sangue cruciais para identificar essa condição. Recomenda-se a realização de exames regulares, especialmente no final da adolescência ou início da idade adulta, entre 16 e 20 anos.

É importante destacar que o colesterol elevado não é exclusividade daqueles que consomem grandes quantidades de gordura. A obesidade e o sedentarismo são causas frequentes desse problema, mesmo em casos de ingestão moderada de gorduras. Portanto, compreender essas nuances é fundamental para adotar escolhas de estilo de vida que favoreçam níveis saudáveis de colesterol e contribuam para um bem-estar duradouro.

Essa peça-chave na saúde cardiovascular, o colesterol, desdobra-se em três atores principais: o HDL, o LDL e o VLDL-colesterol, cada um desempenhando seu papel na nossa saúde. O ideal é que a soma desses três tipos não ultrapasse 200 mg/dl (decilitro), um número que podemos manter sob controle com escolhas inteligentes.

O HDL-colesterol, conhecido como o mocinho dessa história, é formado por lipoproteína de alta densidade. Ele atua a nosso favor, aumentando com a prática de atividades físicas, perda de peso e, incrivelmente, ao largarmos o tabaco. Valores considerados normais para homens são acima de 35 mg/dl e para mulheres acima de 45 mg/dl.

Os vilões, por outro lado, são o LDL-colesterol e o VLDL-colesterol, formados por lipoproteínas de baixa e muito baixa densidade, respectivamente. O LDL-colesterol, em mulheres sem fatores de risco, deve ser menor do que 160 mg/dl; em homens e/ou com fatores de risco, menor do que 130 mg/dl. O VLDL-colesterol deve se manter abaixo de 50 mg/dl.

Toda gordura em excesso contribui para o aumento do colesterol, mas algumas merecem mais atenção, como as gorduras de origem animal que se solidificam à temperatura ambiente (pense em bacon), gema de ovo, gorduras de carnes vermelhas, pele de frango, creme de leite, queijos amarelos e manteiga. Enquanto os óleos vegetais são uma escolha mais saudável, é importante moderar a ingestão de gorduras e evitar frituras em excesso para manter um perfil lipídico saudável.

COMPREENDENDO OS TIPOS DE DIABETES E SUAS CAUSAS

Vamos decifrar o que é diabetes. Para começar, é importante esclarecer que existem dois tipos principais: o diabetes mellitus, que é o mais comum, e o diabetes insípido, este último mais raro e desencadeado por uma deficiência do hormônio antidiurético, resultando em uma eliminação excessiva de urina.

Concentrando nossa atenção no diabetes mellitus, estamos falando de um transtorno no metabolismo da glicose, levando a uma acumulação dessa substância no sangue, conhecida como hiperglicemia. Essa elevação nos níveis de glicose pode ocorrer por conta da falta ou insuficiência de insulina, o hormônio produzido pelo pâncreas responsável por permitir que as células do corpo utilizem a glicose como fonte de energia. Por vezes, o mau funcionamento da insulina também pode contribuir para esse quadro, sendo que, surpreendentemente, em alguns casos, o nível desse hormônio pode até mesmo estar elevado.

> Existem duas formas mais comuns de diabetes, conhecidas como tipo 1 e tipo 2.
> O tipo 1, mais grave e geralmente iniciado na infância ou na adolescência, envolve a destruição das células produtoras de insulina. As causas para essa falência pancreática podem variar, indo desde infecções virais até respostas autoimunes do próprio organismo, resultando em uma dependência vitalícia de reposição de insulina.

Já o diabetes tipo 2, que surge geralmente após os 40 anos, possui um forte componente familiar. Nos primeiros anos, o controle pode ser mantido com o uso de comprimidos, sem a necessidade imediata de insulina. Fatores desencadeantes incluem eventos físicos estressantes, como infarto, derrame ou pneumonia, bem como o estresse emocional, o uso de medicações com cortisona e o ganho excessivo de peso. A obesidade, aliás, desempenha um papel significativo nesse tipo de diabetes.

Existem outras formas de diabetes mellitus, nos quais destaca-se uma forma que se manifesta em um período especial: o diabetes gestacional. Esse fenômeno ocorre com maior frequência em gestantes que experimentam um aumento significativo de peso na gravidez, trazendo consigo complicações tanto para a mãe quanto para o feto.

Porém há boas notícias: a prevenção é possível. Se há casos de diabetes na família, adotar hábitos de vida saudáveis, com atenção especial à atividade física e à alimentação equilibrada, pode ser um caminho eficaz para evitar o desenvolvimento da doença.

Imagine a gestação como um delicado equilíbrio, em que cada escolha e ação têm um impacto crucial na saúde da mãe e do bebê. Nesse contexto, o diabetes gestacional surge como uma preocupação, transformando-se em um desafio adicional para mulheres que já estão vivenciando as complexidades da gravidez.

A conexão entre o ganho excessivo de peso e o diabetes gestacional é evidente. À medida que a futura mãe ganha peso, o corpo pode enfrentar dificuldades na regulação do açúcar no sangue, levando ao desenvolvimento desse tipo específico de diabetes. No entanto, a questão vai além de uma simples equação de peso.

O diabetes gestacional não apenas influencia a saúde da mãe, aumentando o risco de complicações, como pré-eclâmpsia e diabetes tipo 2 no futuro; ele também pode ter impactos sérios no feto. Quando a glicose não é devidamente controlada, o bebê pode ser exposto a níveis elevados de açúcar no sangue, o que, por sua vez, pode desencadear complicações, como macrossomia fetal, hipoglicemia após o parto e aumento do risco de obesidade e diabetes ao longo da vida.

Essa complexidade ressalta a importância de uma abordagem cuidadosa durante a gestação, focada não apenas no controle do peso, mas também na gestão adequada da glicose sanguínea. Compreender os desafios associados ao diabetes gestacional permite que futuras mães tomem decisões informadas, adotando práticas saudáveis que não apenas beneficiam o momento presente, mas estabelecem as bases para uma vida saudável além da gravidez.

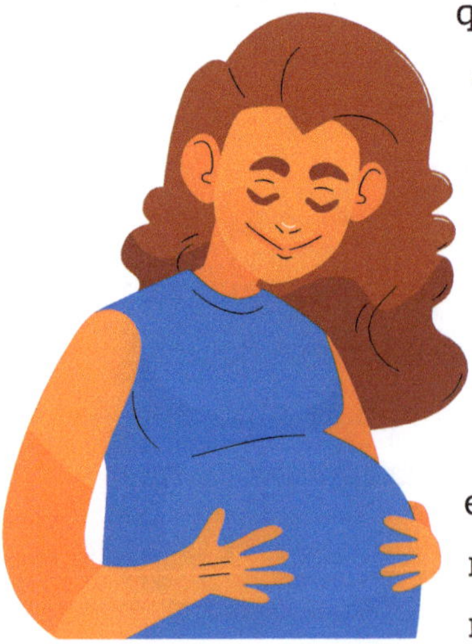

Em todo caso, é importante desvendar um mito associado ao consumo de açúcar. Contrariando crenças difundidas, a ingestão excessiva de açúcar em indivíduos saudáveis não é, por si só, o gatilho para o desenvolvimento do diabetes. Aqui, o ponto crucial reside na relação intrincada entre o açúcar, o ganho de peso e a predisposição genética.

A verdade é que o açúcar, quando consumido com moderação, não é prejudicial. O problema aparece quando seu consumo desenfreado resulta em ganho de peso, um fator de risco conhecido para o diabetes. Em outras palavras, não é o consumo que é prejudicial, mas os quilos extras que podem acompanhar uma dieta rica em açúcares.

A ligação entre açúcar, obesidade e diabetes destaca a importância de abordar não apenas o componente isolado, mas a interação complexa entre estilo de vida, genética e escolhas alimentares. Compreender que a obesidade, e não o açúcar em si, é o verdadeiro catalisador para o diabetes, oferece uma perspectiva mais clara sobre como prevenir e gerenciar essa condição.

Quais são as repercussões para os diabéticos que negligenciam o controle adequado da glicose no sangue?

O controle deficiente da glicose sanguínea, caracterizado pelo mau controle glicêmico, pode desencadear danos nos nervos, principalmente nos que possuem fibras mais extensas. Os primeiros sinais podem se manifestar, como formigamento, sensação de queimação e/ou dor na planta dos pés, evoluindo para uma completa insensibilidade dolorosa e tátil nessa região. Além disso, o mau controle glicêmico está associado a problemas circulatórios, o que dificulta o processo de cicatrização e aumenta a suscetibilidade a infecções.

A insensibilidade e a circulação comprometida podem propiciar o surgimento de feridas indolores na planta dos pés, muitas vezes desencadeadas pelo uso inadequado de calçados. Essas feridas podem se infectar, resultando em casos graves que necessitam de amputações em diferentes níveis, dependendo da gravidade. Essa situação é potencialmente aplicável a qualquer tipo de diabetes.

Diante disso, torna-se crucial que os diabéticos realizem inspeções diárias em seus pés e calçados, identificando precocemente qualquer lesão suspeita para evitar complicações mais sérias, como gangrena e a necessidade de amputação.

Como deve ser o tratamento do diabetes e quais são as restrições impostas aos diabéticos e os alimentos proibidos?

Todo diabético deve aderir a uma dieta com redução significativa ou até mesmo ausência de carboidratos simples, como açúcar, e com uma diminuição relativa de carboidratos complexos, como arroz, batata e pão, entre outros.

A adesão rigorosa às restrições alimentares facilita o controle da glicose sanguínea, permitindo o uso de doses menores de medicamentos. Em alguns casos, a dieta por si só é suficiente para controlar o diabetes, eliminando a necessidade de medicação adicional. Por outro lado, diabéticos que não seguem uma dieta controlada têm uma maior incidência de complicações, tornando o tratamento mais desafiador.

O diabetes tipo 1 é tratado com injeções únicas ou múltiplas de insulina, procurando imitar o que ocorre naturalmente em indivíduos não diabéticos, em que o pâncreas responde às variações nos níveis circulantes de glicose.

Já o diabetes tipo 2 é tratado com diferentes classes de medicamentos. Os hipoglicemiantes orais ou sulfonilureias atuam aumentando a secreção de insulina pelo pâncreas. As biguanidas agem reduzindo a resistência à insulina, otimizando sua eficácia. A acarbose, por sua vez, prolonga o tempo de absorção da glicose no intestino, proporcionando maior controle dos níveis de glicose pelo pâncreas.

8. QUAL É O PAPEL E A IMPORTÂNCIA DOS HORMÔNIOS E DO EQUILÍBRIO HORMONAL NO PROCESSO DO EMAGRECIMENTO SAUDÁVEL?

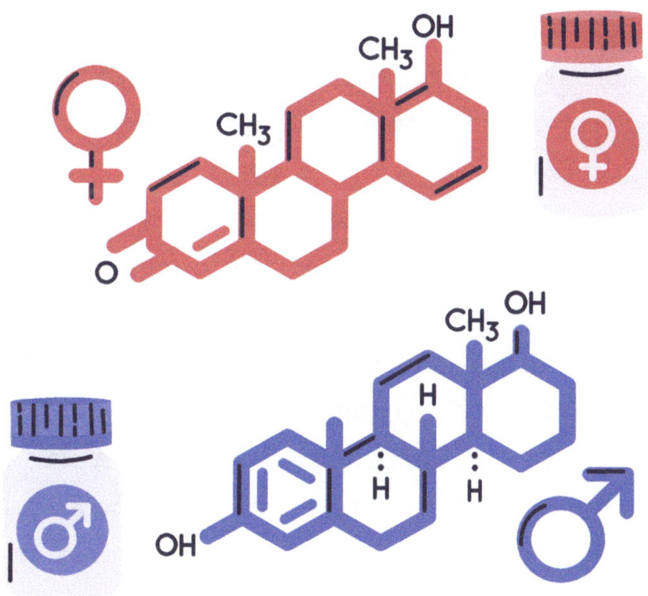

No grande quebra-cabeça da saúde, os hormônios desempenham um papel tão fundamental quanto as peças centrais. Imagine-os como mensageiros silenciosos que coordenam todos os processos internos do seu corpo. E quando se trata de emagrecimento saudável, esses mensageiros têm um papel crucial a desempenhar no seu sucesso.

O desequilíbrio hormonal é uma causa comum do ganho de peso, influenciando diversos processos em nosso corpo. Os hormônios desempenham um papel crucial na regulação do apetite, do metabolismo e da distribuição de gordura corporal. Quando esses mensageiros químicos estão fora de equilíbrio, é possível observar o aumento de peso.

O sistema endócrino, composto por glândulas que secretam hormônios na corrente sanguínea, colabora com os sistemas nervoso e imunológico para gerenciar diferentes eventos e estresses no corpo. Os hormônios, como leptina, insulina, hormônios sexuais e hormônio do crescimento, desempenham papéis fundamentais nesse equilíbrio delicado.

Pessoas com excesso de peso muitas vezes apresentam níveis anormais desses hormônios, impactando o metabolismo e contribuindo para o acúmulo de gordura corporal. O desequilíbrio hormonal pode ser tanto uma causa quanto uma consequência da obesidade, criando um ciclo complexo.

Esses hormônios desempenham funções essenciais em quase todos os processos corporais, desde o metabolismo até a regulação da fome e da saciedade. Devido à sua conexão direta com o apetite, alguns hormônios se destacam como protagonistas na regulação do peso corporal.

Em suma, compreender o papel fundamental dos hormônios e como seu desequilíbrio pode afetar o peso corporal é crucial para abordar questões de ganho de peso de maneira abrangente e holística. O entendimento dessa relação entre hormônios e obesidade abre portas para estratégias mais eficazes no manejo do peso e na promoção de uma saúde equilibrada.

INSULINA: O HORMÔNIO-CHAVE PARA O ARMAZENAMENTO E O USO DE GLICOSE

A insulina, produzida pelo pâncreas, desempenha um papel crucial no armazenamento e na utilização da glicose proveniente dos alimentos. Em indivíduos saudáveis, esse hormônio facilita o armazenamento da glicose nos músculos, no fígado e nas células adiposas para uso futuro.

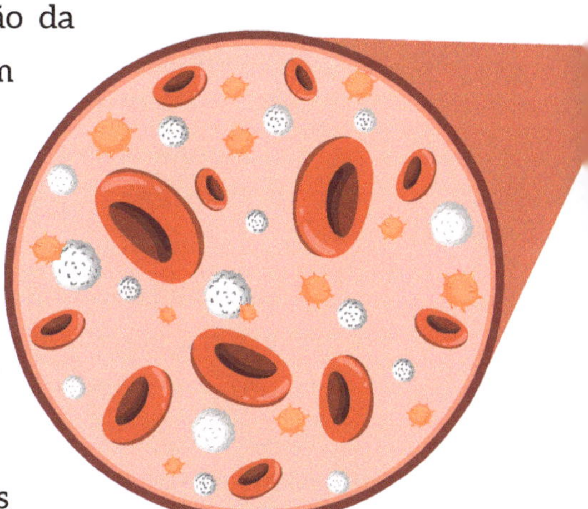

O corpo secreta insulina ao longo do dia, com uma maior liberação após as refeições. Seu principal objetivo é transferir a glicose dos alimentos para as células, onde pode ser utilizada como fonte de energia ou armazenada conforme as necessidades do organismo.

A resistência à insulina é uma condição comum em que as células não respondem adequadamente à insulina, resultando em níveis elevados de açúcar no sangue. Para compensar, o pâncreas produz mais insulina na tentativa de aumentar a absorção de glicose, e isso tem sido associado à obesidade.

Por outro lado, a sensibilidade à insulina implica que as células respondem eficazmente a ela.

Melhorar essa sensibilidade é benéfico e pode ser alcançado através de hábitos de vida saudáveis, como:

- **Exercício regular:** tanto o exercício de alta intensidade quanto o moderado podem melhorar a sensibilidade à insulina e reduzir a resistência.
- **Qualidade do sono:** a falta de sono está relacionada à obesidade e à resistência à insulina. Melhorar os hábitos de sono é fundamental.
- **Ácidos graxos Ômega-3:** presentes em peixes, nozes, sementes e óleos vegetais, os ômega-3 mostraram melhorar a sensibilidade à insulina.
- **Dieta mediterrânea:** caracterizada por vegetais, gorduras saudáveis e redução de gorduras saturadas, essa dieta pode contribuir para a redução da resistência à insulina.
- **Controle do peso:** em pessoas com sobrepeso, a perda e a manutenção do peso adequado melhoram a sensibilidade à insulina.
- **Carboidratos de baixo índice glicêmico:** optar por carboidratos com baixo índice glicêmico, ricos em fibras, como grãos integrais, frutas e vegetais, é uma estratégia positiva.

Entender a importância da insulina e adotar essas práticas no dia a dia não apenas auxilia no controle da glicose, mas também promove uma saúde metabólica equilibrada.

LEPTINA: O HORMÔNIO DA SACIEDADE E A IMPORTÂNCIA DO EQUILÍBRIO

A leptina, conhecida como o hormônio da saciedade, desempenha um papel vital ao enviar sinais ao hipotálamo, a região do cérebro responsável pelo controle do apetite, indicando quando estamos saciados.

Em casos de obesidade, pode ocorrer resistência à leptina, quando a mensagem para interromper a ingestão de alimentos não é efetivamente transmitida ao cérebro, levando ao excesso de alimentação. Como resposta, o corpo pode aumentar a produção de leptina, mesmo que seus níveis já estejam elevados.

A causa precisa da resistência à leptina ainda não é completamente compreendida, mas fatores como inflamação, mutações genéticas e produção excessiva de leptina associada à obesidade podem contribuir para esse quadro.

Algumas estratégias de estilo de vida podem ajudar a moderar os níveis de leptina, embora não exista um tratamento específico para a resistência.

- **Manutenção do peso saudável:** como a resistência à leptina está ligada à obesidade, manter um peso adequado é crucial. Estudos indicam que a redução da gordura corporal pode contribuir para a diminuição dos níveis de leptina.
- **Melhoria da qualidade do sono:** a qualidade do sono pode influenciar os níveis de leptina, especialmente em pessoas com obesidade. Mesmo para aqueles sem excesso de peso, uma boa qualidade do sono é benéfica por várias razões.
- **Exercício regular:** a prática consistente de exercícios está associada à redução nos níveis de leptina. A atividade física regular pode desempenhar um papel fundamental na regulação desse importante hormônio.

Compreender a dinâmica da leptina e incorporar essas práticas no cotidiano não apenas promove um equilíbrio hormonal saudável, como também contribui para uma abordagem integrada para o bem-estar geral.

GRELINA: O SINAL DA FOME E ESTRATÉGIAS PARA EQUILIBRAR O APETITE

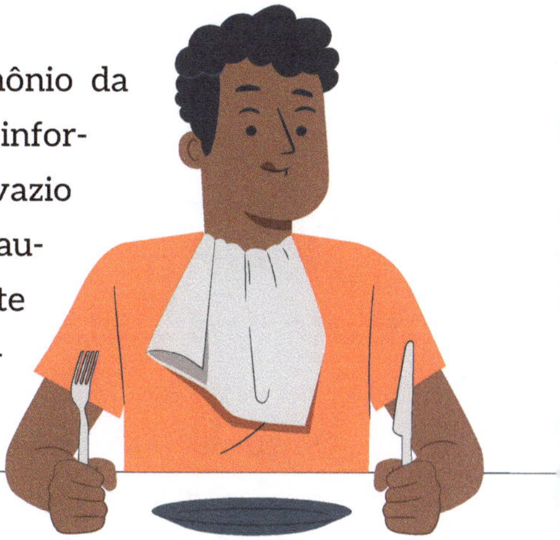

A grelina, conhecida como o hormônio da fome, desempenha um papel crucial ao informar ao hipotálamo que o estômago está vazio e precisa de alimento, desencadeando o aumento do apetite. Seus níveis geralmente são mais altos antes das refeições e diminuem após comermos.

Surpreendentemente, pessoas com obesidade podem ter níveis baixos de grelina, mas são mais sensíveis aos seus efeitos, o que pode levar a excessos alimentares.

Gerenciar os níveis de grelina é essencial para equilibrar o apetite e facilitar a perda de peso. Aqui estão algumas orientações úteis:

- **Manutenção do peso corporal:** manter um peso saudável é fundamental, pois a obesidade pode aumentar a sensibilidade à grelina, intensificando o apetite.
- **Qualidade do sono:** um sono adequado é essencial, pois a sua falta pode resultar em aumento da grelina, levando a hábitos alimentares desregulados e ganho de peso.

- **Refeições regulares:** comer com frequência pode ajudar a regular os níveis de grelina, especialmente porque seus picos ocorrem antes das refeições. Esteja atento aos sinais do corpo e alimente-se quando sentir fome.

NEUROPEPTÍDEO Y: IMPACTO NO APETITE E ESTRATÉGIAS PARA O EQUILÍBRIO

O neuropeptídeo Y (NPY), produzido pelo cérebro e pelo sistema nervoso, desempenha um papel crucial no estímulo do apetite e na redução do gasto de energia em resposta ao jejum ou ao estresse. Associado à obesidade e ao ganho de peso, o NPY é ativado no tecido adiposo, podendo aumentar o armazenamento de gordura e contribuir para a obesidade abdominal e a síndrome metabólica.

Além disso, os mecanismos do NPY associados à obesidade podem desencadear uma resposta inflamatória, agravando as condições de saúde.

Para manter níveis saudáveis de NPY, considere as seguintes indicações:

- **Exercício regular:** estudos indicam que o exercício pode contribuir para a redução dos níveis de NPY, embora a pesquisa nesse campo seja variada.

- **Dieta nutritiva:** dietas ricas em gordura e açúcar podem aumentar os níveis de NPY. Portanto, considere ajustar sua alimentação, reduzindo a ingestão de alimentos ricos nesses componentes.

Entender o papel do NPY no corpo e adotar práticas que ajudem a manter seus níveis em equilíbrio é fundamental para promover uma abordagem saudável em relação ao peso e à saúde em geral.

GLP-1: EQUILÍBRIO PARA ESTABILIDADE E SACIEDADE

O Peptídeo-1, semelhante ao glucagon (GLP-1), é um hormônio intestinal vital, produzido em resposta à entrada de nutrientes no intestino. Sua função primordial é manter estáveis os níveis de açúcar no sangue e promover a sensação de saciedade.

Indivíduos com obesidade podem enfrentar desafios na sinalização do GLP-1. Por essa razão, o GLP-1 é incorporado a medicamentos, especialmente para pessoas com diabetes, visando à redução do peso corporal e da circunferência da cintura.

Para manter os níveis de GLP-1 sob controle e promover uma resposta saudável, considere o seguinte:

- **Inclua proteínas na alimentação:** alimentos ricos em proteínas, como proteína de soro de leite e iogurte, têm demonstrado aumentar os níveis de GLP-1.
- **Experimente probióticos:** embora pesquisas preliminares sugiram que probióticos possam aumentar os níveis de GLP-1, é importante ressaltar que mais estudos em humanos são necessários. Antes de iniciar qualquer novo suplemento, é aconselhável consultar um profissional de saúde.

COLECISTOCININA (CCK)

Assim como o GLP-1, a Colecistocinina (CCK) é um hormônio produzido pelo intestino após as refeições, desempenhando um papel crucial na produção de energia, síntese de proteínas, digestão e outras funções corporais. Além disso, contribui para o aumento da liberação do hormônio da plenitude, a leptina.

Indivíduos com obesidade podem apresentar uma sensibilidade reduzida aos efeitos da CCK, resultando em episódios crônicos de excesso alimentar. Esse comportamento, por sua vez, pode diminuir ainda mais a sensibilidade da CCK, criando um ciclo de *feedback* negativo.

Otimizando os níveis de CCK

- **Incorpore proteínas na dieta:** uma dieta rica em proteínas pode aumentar os níveis de CCK, promovendo a saciedade.
- **Pratique exercícios regularmente:** embora a pesquisa seja limitada, há evidências que apoiam o exercício como um meio de aumentar os níveis de CCK.

PEPTÍDEO YY (PYY)

O Peptídeo YY (PYY) é outro hormônio intestinal que desempenha um papel crucial na regulação do apetite. Níveis reduzidos de PYY em pessoas com obesidade podem contribuir para um aumento do apetite e excessos alimentares.

Estimulando os níveis de PYY

- **Adote uma dieta equilibrada:** uma dieta rica em proteínas pode promover níveis saudáveis de PYY e auxiliar na sensação de saciedade. A dieta paleo, que inclui proteínas, frutas e vegetais, também pode impactar positivamente os níveis de PYY.
- **Mantenha-se ativo:** apesar da pesquisa sobre os efeitos do exercício nos níveis de PYY ser variada, a prática regular de atividade física é geralmente benéfica para a saúde e o seu equilíbrio.

Entender e aplicar estratégias que favorecem a atuação da CCK e do PYY é essencial para promover hábitos alimentares saudáveis e alcançar o equilíbrio no corpo.

ESTROGÊNIO: O HORMÔNIO FEMININO E SUAS CONEXÕES VITAIS

O estrogênio, hormônio sexual, assume a responsabilidade de orquestrar o funcionamento do sistema reprodutor feminino, desempenhando, adicionalmente, papéis essenciais nos sistemas imunológico, esquelético e vascular.

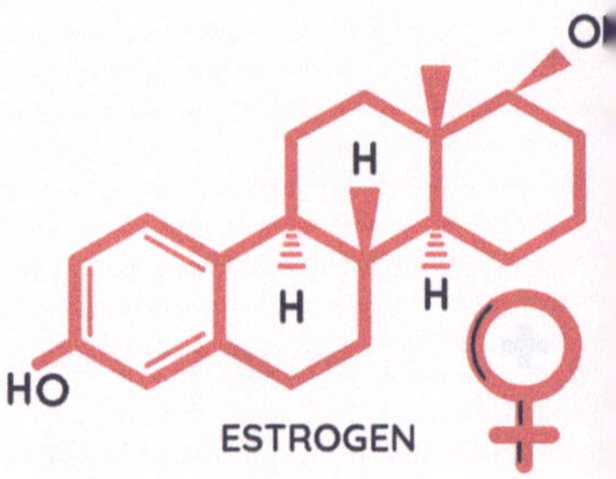

- **Regulador do ciclo menstrual:** durante o ciclo menstrual, os níveis de estrogênio flutuam, desencadeando as mudanças no revestimento uterino e preparando o corpo para uma possível gravidez. Sua presença é vital para a saúde reprodutiva.
- **Desenvolvimento sexual:** durante a puberdade, o estrogênio é responsável pelo desenvolvimento das características sexuais secundárias, como o crescimento das mamas, o alargamento dos quadris e o início do ciclo menstrual.
- **Saúde óssea:** o estrogênio desempenha um papel fundamental na manutenção da densidade óssea. A queda nos níveis desse hormônio, especialmente

durante a menopausa, pode levar a uma maior vulnerabilidade a problemas ósseos, como a osteoporose.

- **Controle de peso e composição corporal:** estudos indicam que o estrogênio influencia o metabolismo e a distribuição de gordura no corpo. Baixos níveis podem estar associados ao aumento da gordura abdominal, comum durante a menopausa.
- **Menopausa:** a diminuição natural do estrogênio durante a menopausa pode desencadear sintomas desconfortáveis, como ondas de calor, alterações de humor e distúrbios do sono. Terapias hormonais podem ser consideradas para aliviar esses sintomas.

Tratando-se de obesidade, é comum observar elevados níveis de estrogênio, associados a um aumento de riscos para certos tipos de câncer e outras condições crônicas. Por outro lado, baixos níveis, frequentemente vinculados a envelhecimento, perimenopausa e menopausa, podem impactar o peso corporal e a composição de gordura, contribuindo para o risco de doenças crônicas.

Indivíduos com baixa produção de estrogênio muitas vezes apresentam obesidade central, caracterizada pelo acúmulo de peso na região abdominal. Essa condição, por sua vez, abre as portas para outras questões de saúde, como elevação do açúcar no sangue, hipertensão e doenças cardíacas.

Compreender e cuidar do estrogênio é essencial para a saúde feminina ao longo das diferentes fases da vida, garantindo um equilíbrio hormonal, que promove o bem-estar global.

ORIENTAÇÕES PARA CULTIVAR NÍVEIS SAUDÁVEIS DE ESTROGÊNIO

- **Controle do peso:** a gestão do peso reduz o risco de doenças cardíacas, especialmente em mulheres entre 55 e 75 anos com baixos níveis de estrogênio.
- **Exercícios regulares:** a atividade física regular não apenas auxilia no controle do peso, como também influencia positivamente os níveis hormonais. Mesmo em períodos de baixa produção hormonal, como a menopausa, a prática regular de exercícios continua vital para o controle do peso.
- **Dieta equilibrada:** evitar dietas ricas em carne vermelha, alimentos processados, doces e grãos refinados é indispensável. Esses alimentos podem elevar os níveis de estrogênio, aumentando o risco de doenças crônicas. Uma dieta rica em fibras, frutas, vegetais e alimentos ricos em fitoestrogênios pode contribuir para a saúde hormonal.

TIREOIDE E PESO: DESVENDANDO MITOS E REALIDADES

A tireoide, essa pequena glândula com um papel tão crucial em nossa saúde, muitas vezes é apontada como vilã quando o assunto é ganho de peso. É comum ouvirmos que o hipotireoidismo pode ser o culpado pelos quilos extras, mas será que essa relação é tão direta quanto parece?

O papel da tireoide

A tireoide é uma maestra hormonal, regendo funções que vão desde o humor até o metabolismo, a temperatura corporal e a pressão sanguínea. O hipotireoidismo surge quando ela não produz hormônios em quantidade suficiente para atender às necessidades do corpo.

Os efeitos do hipotireoidismo

Um dos principais processos regulados pelos hormônios tireoidianos é o metabolismo, intrinsecamente ligado à dieta e à perda de peso. Pessoas com hipotireoidismo frequentemente enfrentam fadiga e falta de energia, tornando o exercício mais desafiador. Esse desequilíbrio no metabolismo e a perda de energia podem contribuir para o ganho de peso.

Hipotireoidismo e ganho de peso

Embora o hipotireoidismo seja associado a um metabolismo mais lento e à falta de disposição, a verdade é que o ganho de peso relacionado a essa condição é, em grande parte, modesto - geralmente entre 2 e 3 quilos. Parte desse ganho pode ser atribuída ao edema, um inchaço.

A importância da mudança de hábitos

Ao contrário do que muitos pensam, culpar exclusivamente a tireoide pelo ganho de peso não reflete toda a complexidade do processo. A mudança de hábitos de vida é essencial. O diagnóstico positivo para hipotireoidismo merece atenção, mas a abordagem global, considerando estilo de vida e rotina, é fundamental para explicar as dificuldades em perder peso.

A abordagem genérica não se aplica quando se trata de emagrecimento. Cada indivíduo é único, e é imprescindível considerar a individualidade para alcançar resultados duradouros. Exames e acompanhamento médico são essenciais para uma abordagem personalizada, focada na saúde e nos objetivos específicos de cada pessoa.

Além do tratamento medicamentoso, adotar uma dieta balanceada é uma maneira eficaz de melhorar a função tireoidiana. A aceleração do metabolismo não só controla o ganho de peso como também proporciona mais energia, incentivando a prática de exercícios físicos.

Apesar dos desafios extras, é possível controlar o peso com mudanças graduais na dieta e a incorporação de atividades físicas. A tireoide desempenha seu papel, mas a jornada de perda de peso depende, em grande parte, das escolhas individuais e da determinação em adotar um estilo de vida saudável.

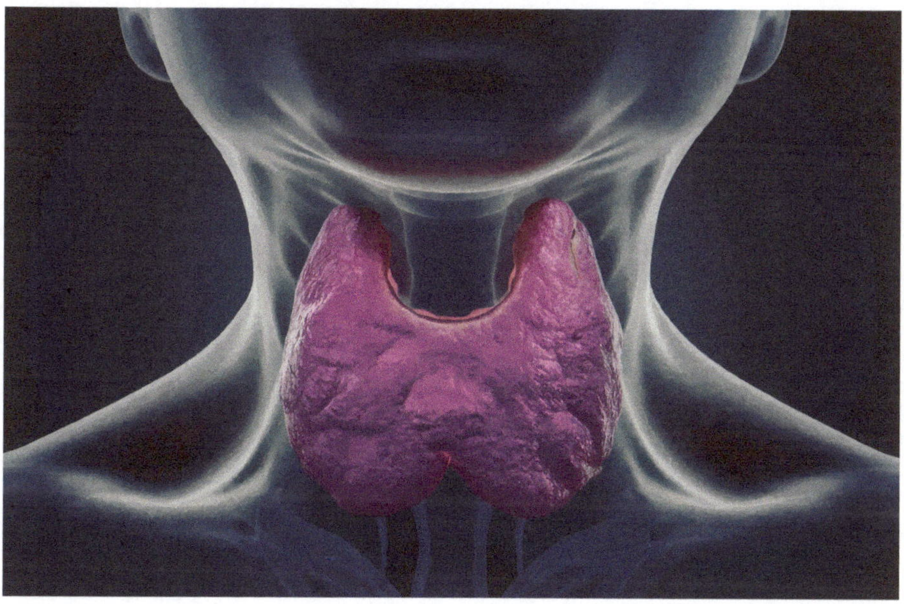

9. A VELOCIDADE DE REALIZAR A REFEIÇÃO É TÃO IMPORTANTE QUANTO A QUALIDADE DO ALIMENTO

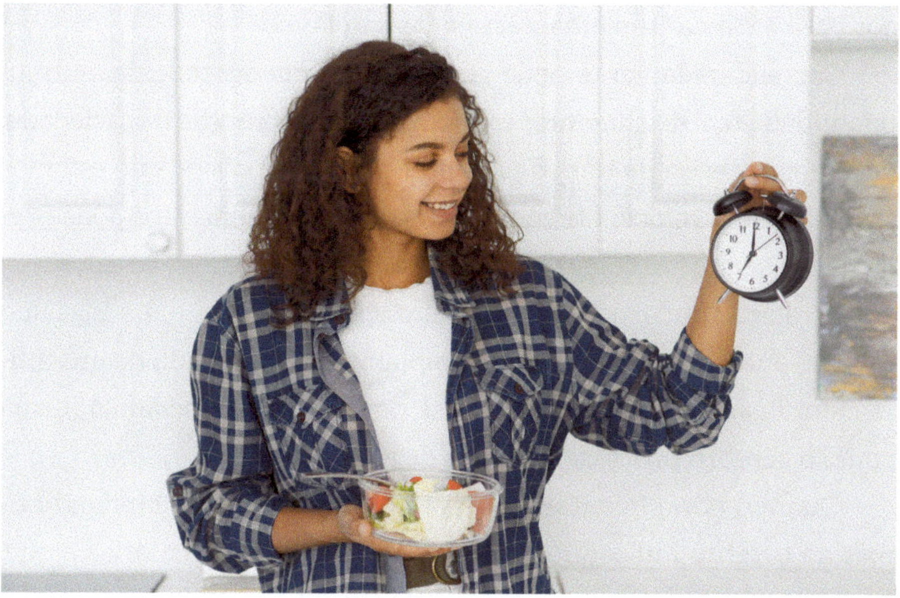

O RITMO DO DIA A DIA E POR VEZES SIMPLESMENTE O MAU HÁBITO NOS LEVAM A COMER MUITO RAPIDAMENTE. QUAIS OS IMPACTOS DISSO?

Mesmo que estejamos atentos à qualidade dos alimentos que ingerimos, a velocidade com que os consumimos pode passar despercebida.

Em meio à agitação cotidiana, é comum negligenciarmos a importância da velocidade com que nos alimentamos. A pressa durante as refeições, seja assistindo à TV, seja checando o celular, muitas vezes passa despercebida, mas pode ter impactos significativos em nossos hábitos alimentares e, consequentemente, em nossos esforços para alcançar um emagrecimento saudável.

Comer rapidamente pode resultar em uma desconexão entre a quantidade real de alimentos consumidos e a percepção de saciedade. O cérebro precisa de tempo para processar os sinais de que estamos satisfeitos, e a velocidade com que ingerimos os alimentos pode prejudicar esse processo, levando a um consumo excessivo de calorias.

A relação entre a taxa de alimentação e o aumento na ingestão total de energia é um fenômeno amplamente observado na literatura científica. A explicação para esse padrão está associada à forma como o cérebro processa os sinais de saciedade.

Quando nos alimentamos, o estômago se expande, enviando sinais ao cérebro indicando que estamos consumindo calorias e que, portanto, devemos começar a sentir saciedade. No entanto, esse processo leva algum tempo. Comer rapidamente pode resultar em uma desconexão entre a quantidade real de alimentos consumidos e a percepção de saciedade.

O cérebro precisa de tempo para receber e processar esses sinais, enviando a mensagem de que estamos satisfeitos e devemos parar de comer. Se a taxa de alimentação é muito rápida, é possível que a pessoa tenha ingerido uma quantidade significativa de calorias antes que o cérebro tenha tido a chance de reconhecer a saciedade.

Além do impacto na ingestão calórica, o hábito de comer rapidamente pode afetar negativamente a digestão. A mastigação adequada é uma parte essencial do processo digestivo, e quando as refeições são consumidas com pressa, a comida pode não ser devidamente quebrada, dificultando a absorção eficiente de nutrientes.

A longo prazo, a associação entre uma taxa de alimentação rápida e o ganho de peso pode contribuir para problemas de saúde mais sérios, como obesidade, resistência à insulina e doenças cardiovasculares. Além disso, a falta de atenção ao ato de comer pode prejudicar a apreciação da comida, afetando negativamente a relação emocional e psicológica com a alimentação.

Em termos emocionais, a falta de apreciação da comida pode contribuir para padrões alimentares desordenados, como comer impulsivamente, sem considerar as necessidades reais do corpo. Isso pode resultar em uma relação emocional negativa com a alimentação, gerando sentimentos de culpa, ansiedade e até mesmo vergonha relacionados à comida.

A nível psicológico, a falta de atenção ao ato de comer pode criar uma desconexão entre a mente e o corpo, levando a escolhas alimentares automáticas e pouco conscientes. Isso pode perpetuar padrões alimentares prejudiciais e dificultar a implementação de mudanças positivas na dieta.

A velocidade com que nos alimentamos é um comportamento complexo, influenciado por uma interação de fatores diversos. Os hábitos alimentares desenvolvidos ao longo do tempo desempenham um papel significativo, moldando a forma como compreendemos as refeições. Pode-se observar que em ambientes em que a pressa é comum, como durante o trabalho ou em situações estressantes, as pessoas têm mais propensão a comer rapidamente.

Ou seja, o ambiente ao nosso redor também desempenha um papel crucial. Uma atmosfera tranquila e propícia à apreciação da comida pode incentivar a alimentação mais lenta, enquanto ambientes agitados e estressantes podem levar a uma ingestão apressada.

O estresse é outro fator importante. Situações estressantes podem desencadear respostas fisiológicas que afetam diretamente nossos padrões alimentares. Algumas pessoas podem recorrer à alimentação rápida como uma forma de lidar com o estresse, enquanto outras podem perder o apetite completamente.

Embora a relação entre comer rapidamente e uma maior ingestão de energia seja estabelecida, os mecanismos exatos dessa conexão podem variar entre indivíduos. No entanto, independentemente das influências específicas, a prática de comer mais devagar é muito recomendada como uma estratégia valiosa. Comer lentamente permite uma melhor percepção dos sinais de saciedade, ajudando na regulação do consumo alimentar e promovendo uma abordagem mais consciente da alimentação.

Portanto, cultivar o hábito de comer de forma mais lenta é uma ferramenta eficaz para melhorar a relação com a comida e apoiar esforços de emagrecimento saudável.

Mas você deve estar se perguntando: "Como superar a correria e o estresse do dia a dia para se alimentar com menos pressa?". Realmente, pode parecer desafiador, mas algumas estratégias podem ajudar a tornar esse processo mais viável.

- **Agende momentos para refeições:** reserve um tempo específico para suas refeições, mesmo que seja uma pausa rápida. Ao programar esses momentos, você está mais propenso a se comprometer a dedicar um período para se alimentar de forma mais consciente.
- **Elimine distrações:** evite comer em frente à televisão, ao computador, ou enquanto estiver no telefone. Concentre-se na comida e nas sensações relacionadas à alimentação.
- **Faça pausas curtas:** mesmo que tenha um dia agitado, tente fazer pausas curtas para se alimentar. Mesmo 10 a 15 minutos podem fazer diferença na sua percepção e apreciação da comida.
- **Crie um ambiente tranquilo:** se possível, escolha um local calmo para fazer suas refeições. Isso pode contribuir para uma experiência de alimentação mais relaxada.
- **Planeje suas refeições:** antecipar suas refeições e seus lanches pode ajudar a evitar escolhas impulsivas e facilitar a preparação de alimentos saudáveis. Planejamento também é uma maneira eficaz de integrar a alimentação consciente à sua rotina.

- **Aprenda a distinguir fome de outras sensações:** às vezes, comemos não por fome, mas por tédio, estresse ou outras emoções. Tente distinguir quando está realmente com fome e quando está respondendo a outros estímulos.

Lembre-se de que a mudança de hábitos leva tempo, então seja gentil consigo mesmo durante esse processo. Experimente diferentes abordagens e descubra o que funciona melhor para você. O objetivo é criar uma relação mais saudável e consciente com a comida, independentemente das demandas diárias.

10. EXERCÍCIO COMO BASE DO EMAGRECIMENTO

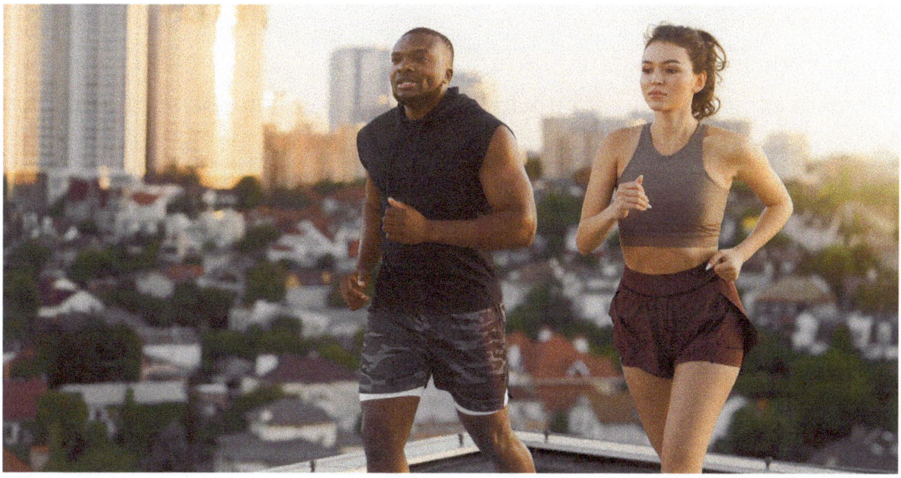

OS BENEFÍCIOS E O PAPEL VITAL DO EXERCÍCIO FÍSICO PARA A PERDA DE PESO

O exercício, sem dúvidas, é um aliado fundamental no controle de peso, desempenhando um papel determinante no aumento do gasto calórico. Não se trata apenas de uma questão de restrição calórica; a quantidade de calorias queimadas durante o exercício influencia a composição corporal de maneira semelhante à restrição calórica, com a adição de benefícios substanciais para o condicionamento cardiovascular e muscular. Aumentar significativamente a quantidade de calorias gastas no decorrer da atividade física durante a perda de peso pode resultar em benefícios mais duradouros.

O exercício, especialmente em intensidades mais elevadas, assume um papel central em qualquer plano de perda de peso.

Vamos explorar como o exercício não apenas queima calorias, mas também impacta positivamente hormônios-chave relacionados ao peso.

Benefícios hormonais do exercício

O exercício exerce seus benefícios no controle de peso ao influenciar positivamente hormônios como insulina e grelina. Ao melhorar a sensibilidade à insulina, o exercício auxilia na regulação do açúcar no sangue, contribuindo para a gestão do peso. Além disso, atua na redução dos níveis de grelina, ajudando a controlar o apetite e, consequentemente, a ingestão calórica. Ademais, a prática de atividades físicas também pode aumentar a produção de hormônios que promovem a sensação de saciedade, como a leptina. Por isso, manter uma rotina de exercícios pode ser uma ótima estratégia para controlar o apetite e manter o equilíbrio hormonal.

Ao longo dos anos, a relação entre atividade física e o aumento do apetite tem sido um tema amplamente debatido. Um estudo científico trouxe novas luzes a esse assunto tão intrigante. A pesquisa sugere que, ao contrário do que muitos acreditam, a prática regular de atividade física pode desempenhar um papel fundamental na redução do apetite e no controle de excessos alimentares.

Durante a investigação, 130 participantes de um programa de perda de peso tiveram suas rotinas alimentares minuciosamente analisadas em diferentes períodos. Os resultados revelaram uma descoberta surpreendente: nos momentos de inatividade, o risco de comer em excesso chegava a 12%, mas quando a prática de atividade física era incentivada, essa probabilidade reduzia significativamente para 5%. E as boas notícias não param por aí - a pesquisa apontou que cada dez minutos adicionais de atividade física resultavam em uma diminuição de 1% na chance de ceder às tentações alimentares.

Esses achados oferecem uma perspectiva encorajadora para quem busca equilíbrio entre uma rotina ativa e hábitos alimentares saudáveis. A prática regular de exercícios não apenas beneficia o corpo; ela também parece exercer um efeito positivo no controle do apetite, tornando mais fácil resistir aos impulsos alimentares que podem sabotar nossos objetivos de saúde.

A IMPORTÂNCIA DA MASSA MUSCULAR PARA O PESO SAUDÁVEL E PARA A VIDA

Os músculos, muitas vezes denominados o "motor" do processo de queima de gordura e calorias do corpo, desempenham um papel fundamental não apenas na estética, mas também na promoção de uma vida saudável. O aumento da massa muscular vai além da simples definição física, proporcionando benefícios abrangentes para o organismo.

Ao alcançar a zona de "queima de gordura" durante atividades aeróbicas, como corrida ou caminhada rápida, ocorre uma queima mais eficiente de gordura. Consultar seu médico para determinar a zona adequada é essencial.

Uma proporção adequada de massa muscular está associada a menos gordura corporal, fortalecimento do sistema imunológico, níveis de energia aprimorados e redução do estresse. Essa sinergia destaca a importância de cultivar e manter a massa muscular ao longo da vida.

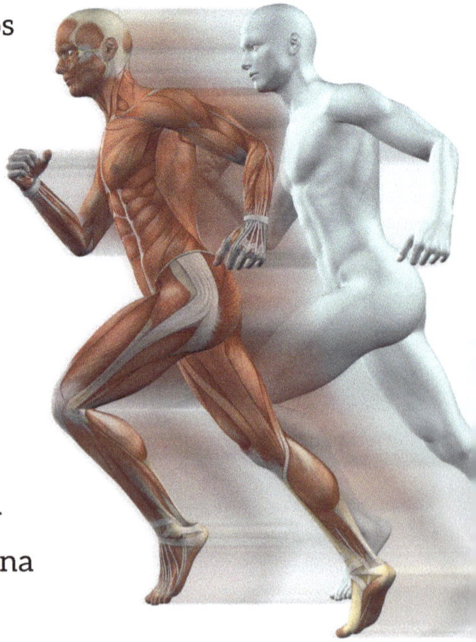

Embora a perda de peso seja frequentemente associada ao sucesso nos regimes de exercícios, a verdadeira medida reside na melhoria do condicionamento físico, no aumento do metabolismo e na proporção muscular otimizada. Ressalta-se a necessidade de não depender exclusivamente da balança, mas de avaliações mais abrangentes, como a medição da cintura e o percentual de gordura corporal, conduzidas sob orientação médica.

DIFERENTES TIPOS DE ATIVIDADES FÍSICAS E SUAS VANTAGENS

O tipo específico de exercício pode não ser o fator determinante, mas sua prática consistente desempenha um papel crucial. A recomendação unânime dos especialistas é escolher atividades físicas que proporcionem prazer, garantindo a adesão a uma rotina regular.

Embora a escolha do exercício deva refletir suas preferências individuais, é fundamental buscar uma combinação equilibrada de exercícios aeróbicos e treinamento de força, ambos essenciais para alcançar resultados eficazes.

Exercícios aeróbicos: potencializando a queima de calorias

Conhecido como exercício cardiovascular ou simplesmente "cardio", o treino aeróbico abrange uma variedade de atividades, como corrida, caminhada rápida, ciclismo, natação ou aulas de ginástica aeróbica. Qualquer atividade que eleve sua frequência cardíaca e a mantenha na zona de queima de gordura por um período prolongado é considerada eficaz. Embora o cardio não construa músculos tão notavelmente quanto o treinamento de força, é uma ferramenta eficiente para queimar calorias e direcionar a perda de gordura abdominal.

Sarcopenia: a "ladra de força"

A sarcopenia é um termo utilizado para descrever a perda gradual e progressiva de massa muscular, força e desempenho físico associados ao envelhecimento. Essa condição é comum à medida que as pessoas envelhecem, principalmente a partir dos 50 anos, e pode acelerar ainda mais após os 75 anos.

A palavra "sarcopenia" tem origem grega, em que "sarx" significa carne e "penia" significa perda. Assim, a sarcopenia é, literalmente, a perda de massa muscular. Ela ocorre devido a uma combinação de fatores, incluindo mudanças hormonais, diminuição da atividade física, inflamação crônica e redução na síntese de proteínas musculares.

Os principais sintomas da sarcopenia incluem fraqueza muscular, redução da massa muscular, perda de resistência e menor capacidade funcional. Além dos impactos físicos, a sarcopenia também está associada a outros problemas de saúde, como quedas, fraturas, menor mobilidade e comprometimento da qualidade de vida.

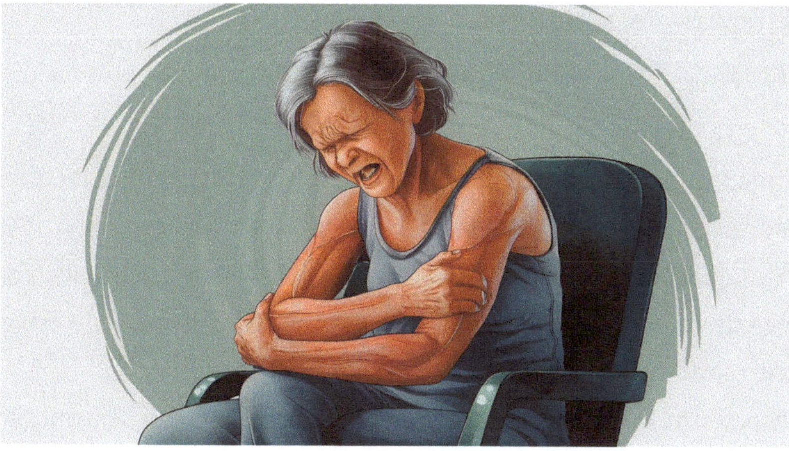

Treinamento de força: construindo a massa muscular

O treinamento de força, também chamado de treinamento de resistência, envolve atividades com pesos e exercícios de resistência, promovendo o desenvolvimento de força, agilidade e massa muscular. Ele entra em cena como um aliado valioso, contribuindo para a construção muscular. Esse aumento na massa muscular não apenas aprimora a estética; ele também otimiza a eficácia na queima de gordura durante o exercício.

À medida que envelhecemos, a perda muscular é uma realidade inevitável, sendo de extrema importância incorporar exercícios de resistência para atenuar esse declínio. Além disso, um aumento na massa muscular impulsiona o metabolismo, contribuindo para a perda e a manutenção de peso.

A RESERVA MUSCULAR PARA O FUTURO SE CONSTRÓI AGORA

Imagine a reserva muscular como um "cofre do envelhecimento", em que depositamos força e vitalidade para os dias que virão. Assim como poupamos dinheiro para o futuro, investir na construção dessa reserva desde agora é uma garantia de colher os frutos de um envelhecimento saudável e ativo.

A reserva muscular vai além do aspecto físico; é a segurança que proporciona independência e qualidade de vida ao longo dos anos. Como alicerces de uma casa, quanto mais robustos forem esses fundamentos agora, mais sólida será nossa estrutura à medida que envelhecemos.

Ativos além da força

Nossa reserva muscular não é apenas um recurso para manter a força física. É um portfólio de ativos que inclui resistência, agilidade e capacidade funcional. Semelhante a um portfólio de investimentos diversificado, essa reserva oferece benefícios abrangentes para enfrentar os desafios que o tempo pode apresentar.

Importância do treino de força para a reserva muscular

O treino de força desempenha um papel indispensável na preservação da massa muscular ao longo do tempo, especialmente considerando os desafios associados ao envelhecimento. A prática regular de exercícios de resistência, como levantamento de peso, é fundamental para manter e até mesmo aumentar a massa muscular, o que contribui diretamente para a reserva muscular no futuro.

À medida que envelhecemos, enfrentamos o risco natural da sarcopenia. O treino de força age como um contra-ataque eficaz, ajudando a manter a força muscular, a funcionalidade e a resistência. Isso não apenas melhora a qualidade de vida no presente; também estabelece uma reserva muscular para enfrentar os desafios que podem surgir com o envelhecimento.

O treino de força envolve a aplicação controlada de resistência aos músculos, desencadeando adaptações fisiológicas que promovem o crescimento muscular e o fortalecimento. Além disso, ele estimula a síntese de proteínas musculares, um processo crucial para a construção e a reparação do tecido muscular.

> Ao priorizar o treino de força, você pode manter uma composição corporal mais saudável. Essa abordagem não se trata apenas de estética ou desempenho atlético, mas, sim, de investir na saúde muscular a longo prazo, construindo uma reserva que será valiosa nas fases mais avançadas da vida.

A sinergia entre aeróbicos e treinamento de força

Outro debate comum gira em torno da superioridade entre exercícios aeróbicos e treinamento de força.

O ideal é integrar tanto o treinamento de força quanto os exercícios aeróbicos em uma rotina de exercícios regular. Ao adotar essa abordagem abrangente, é possível não apenas trabalhar em direção aos objetivos de peso, mas também cultivar um estilo de vida saudável que sustenta a jornada rumo à saúde e ao bem-estar duradouros.

O exercício aeróbico favorece a queima de gordura, enquanto o treinamento de força contribui para o desenvolvimento muscular. Ambos são essenciais para a saúde global e a perda de peso sustentável.

EXERCÍCIO *VERSUS* DIETA: UMA ABORDAGEM SINCRONIZADA

Na busca pelo emagrecimento, a questão recorrente é: dieta ou exercício? A verdade é que ambos desempenham papéis complementares. Uma dieta balanceada, ajustada às necessidades calóricas individuais, aliada a exercícios regulares, é a fórmula mais eficaz para a maioria das pessoas alcançarem seus objetivos de perda de peso.

Exercitar-se demais: o contraponto

Como diz o ditado, "Muito de uma coisa boa pode ser ruim", e isso se aplica ao exercício. Praticar atividades físicas excessivas traz consigo vários riscos, e é preciso reconhecer os sinais que nosso corpo nos envia.

Ao embarcar em um novo programa de exercícios, é natural desejar melhorar nosso condicionamento físico, mas é igualmente essencial ouvir nosso corpo. O excesso de exercícios pode resultar em lesões, dor, e até mesmo aumento do apetite, levando a excessos alimentares e ganho de peso.

Além disso, alguns podem cair na armadilha de superestimar as calorias queimadas durante o exercício, compensando com escolhas alimentares inadequadas. Um *shake* de chocolate após uma hora de aeróbico não será compensado facilmente, resultando em um desequilíbrio calórico.

A prática excessiva de exercícios também acarreta riscos à saúde, incluindo problemas de saúde decorrentes de um treinamento intenso e prolongado. Portanto, é crucial encontrar o equilíbrio certo, incorporando atividades físicas de maneira sensata e ouvindo os limites do corpo.

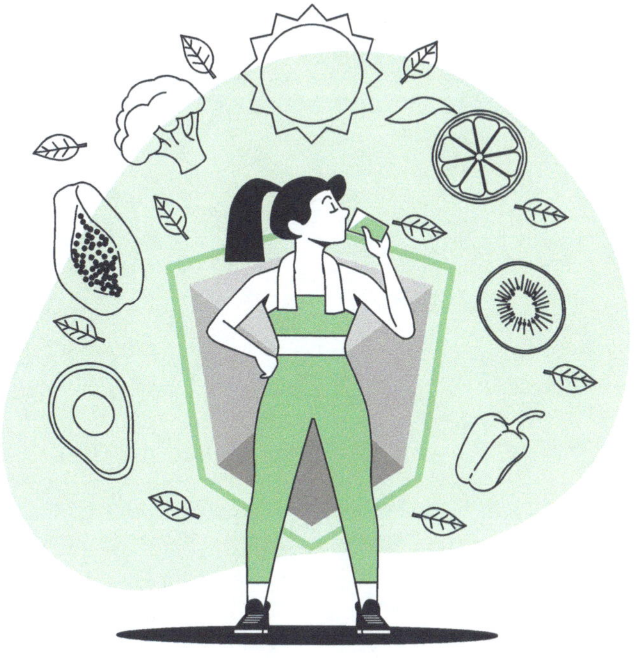

UM GRANDE DESAFIO: ASPECTOS QUE DIFICULTAM O GANHO DE MASSA MAGRA E COMO SUPERÁ-LOS

Vários aspectos desempenham um papel crucial nesse processo, e identificar e superar esses obstáculos são passos essenciais para alcançar o objetivo desejado. Aqui estão os principais aspectos que podem dificultar o ganho de massa magra.

- **Falta de nutrientes:** uma dieta inadequada pode impedir o ganho de massa magra, pois os nutrientes essenciais não estão disponíveis em quantidade suficiente. Certifique-se de consumir uma dieta equilibrada e rica em proteínas, carboidratos complexos, gorduras saudáveis, vitaminas e minerais. Considere a orientação de um especialista para adequar sua alimentação aos seus objetivos.
- **Treino ineficiente:** um programa de treino desajustado ou com falta de intensidade pode limitar os ganhos musculares. Consulte um profissional para desenvolver um programa de treino personalizado, focado em exercícios compostos e progressão de carga.
- **Descanso insuficiente:** o crescimento muscular ocorre durante o descanso, e a falta dele prejudica a recuperação. Priorize o sono adequado, dando tempo suficiente para que os músculos se recuperem entre

os treinos. Considere a inclusão de períodos de descanso ativo.

- **Distúrbios hormonais:** desequilíbrios hormonais, como baixos níveis de testosterona, podem impactar negativamente o ganho muscular. Consulte um profissional de saúde para avaliação hormonal. Modificações na dieta e no estilo de vida podem ajudar a otimizar os níveis hormonais.
- **Estresse crônico:** o estresse crônico libera cortisol, um hormônio que prejudica o ganho de massa magra. Pratique técnicas de gerenciamento de estresse e atividades relaxantes. Priorize o equilíbrio entre trabalho e lazer.
- **Genética e metabolismo:** fatores genéticos e variações no metabolismo podem influenciar a facilidade com que se ganha massa magra. Foque no que você pode controlar, como dieta e treino. A consistência ao longo do tempo pode superar muitas limitações genéticas.

Ao abordar esses aspectos, você poderá maximizar suas chances de ganhar massa magra de forma eficaz e sustentável

A batalha contra a obesidade muitas vezes exige uma abordagem multifacetada, e os medicamentos para emagrecer desempenham um papel significativo nessa jornada.

Esses medicamentos são utilizados para auxiliar na perda de peso, agindo de diferentes maneiras. Alguns suprimem o apetite, enquanto outros interferem na absorção de nutrientes ou aumentam a queima de calorias. No entanto, é essencial destacar que eles devem ser prescritos e monitorados por profissionais de saúde qualificados.

> Cada indivíduo é único e o que funciona para uma pessoa pode não ser eficaz para outra. Por isso, a prescrição de medicamentos para emagrecer deve ser personalizada, considerando a saúde geral, histórico médico e potenciais interações com outros medicamentos.

Alguns desses medicamentos, inicialmente destinados ao tratamento de diabetes, revelaram um benefício adicional ao contribuir significativamente para a perda de peso. Essa descoberta ampliou o leque de opções para aqueles que buscam não apenas controlar a glicose, mas também alcançar seus objetivos de emagrecimento.

Esses medicamentos, que agem sobre o receptor GLP-1, têm se destacado como valiosos aliados, indicados por especialistas devido à sua notável eficácia. Esse receptor, presente nas células do pâncreas e nos neurônios, desempenha um papel crucial no controle do açúcar no sangue e na regulação da liberação de insulina.

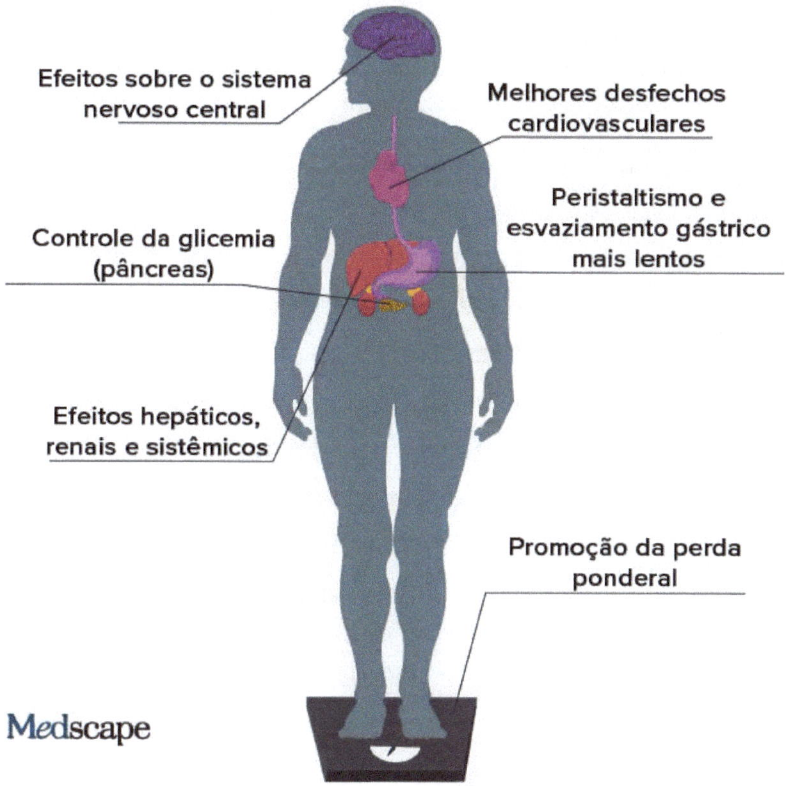

A chave para o controle reside no receptor GLP-1, uma proteína estratégica que influencia diretamente o cérebro e desempenha um papel significativo no controle do apetite. Sua atuação não se limita ao pâncreas; estende-se aos neurônios, desencadeando uma série de eventos que culminam na regulação do apetite e proporcionam uma sensação de saciedade após as refeições.

Esse processo, aliado à inovação na efetividade dos compostos, resultou em medicamentos inovadores, notadamente os pertencentes às classes semaglutida e liraglutida.

Esses são estimulantes seletivos do GLP-1, conferindo-lhes uma efetividade ainda maior no controle do apetite. Sua ação abrangente inclui a mobilização da gordura visceral e o tratamento da resistência insulínica, destacando-se pela ausência do temido efeito rebote. O manejo consciente dessas medicações, quando indicadas corretamente, revela-se extremamente viável para o emagrecimento.

Sua eficácia não se resume apenas ao controle do apetite; estende-se a aspectos fundamentais da saúde, proporcionando resultados duradouros.

O surgimento desses medicamentos, com foco no receptor GLP-1, representa uma revolução na abordagem ao emagrecimento. Ao entender a complexidade das interações hormonais e neurais, torna-se possível uma intervenção precisa e eficaz.

> A estratégia com os medicamentos desencadeia uma revolução na relação do paciente com a comida. Uma das vantagens mais marcantes é a promoção de uma verdadeira educação alimentar, na qual o indivíduo aprende não apenas a comer menos, mas a redefinir sua conexão emocional com a comida.

O paciente é guiado por uma transformação consciente em seus hábitos alimentares. A consciência sobre a quantidade de alimentos consumidos é ampliada, proporcionando uma compreensão mais profunda das reais necessidades nutricionais do corpo. A busca por uma alimentação equilibrada e satisfatória torna-se uma prioridade, impulsionada pela percepção de que é possível viver bem com menos comida.

A desconstrução dos padrões alimentares nocivos é uma conquista significativa desse processo. O paciente, ao receber a assistência desses medicamentos, encontra-se diante da oportunidade de redefinir suas relações emocionais com a comida. O hábito de buscar consolo ou recompensa na alimentação é gradualmente substituído por escolhas conscientes, promovendo um equilíbrio saudável entre a necessidade fisiológica e a satisfação emocional.

> Essa reconfiguração na relação com a comida é um dos pilares fundamentais para o sucesso a longo prazo na manutenção do peso saudável.

A conscientização sobre a alimentação transcende a mera restrição calórica; ela envolve a compreensão profunda das motivações alimentares e a capacidade de fazer escolhas que promovam a saúde e o bem-estar duradouros.

Assim, as vantagens desses medicamentos vão muito além da perda de peso física. Eles abrem as portas para uma nova educação alimentar, capacitando os pacientes a descobrirem que é possível não apenas sobreviver, mas viver plenamente com menos comida.

O tirzepatida é outro medicamento promissor. Diferenciando-se pelo seu mecanismo de ação, esse medicamento assume a forma de dois hormônios intestinais cruciais: o GLP-1 e o GIP.

Sua influência abrange tanto os circuitos cerebrais quanto os processos gastrointestinais, estabelecendo uma abordagem abrangente para o desafio da obesidade.

Ao mimetizar o GLP-1, o tirzepatida envia sinais ao cérebro que promovem a sensação de saciedade, reduzindo a ingestão alimentar. Simultaneamente, o GIP entra em cena, impactando positivamente o metabolismo e a absorção de nutrientes no trato gastrointestinal.

Uma característica notável desse aliado na luta contra a obesidade é a sua aplicação prática. Administrado por meio de injeções subcutâneas semanais, o tirzepatida oferece conveniência e eficácia, tornando-o uma opção para aqueles que buscam uma abordagem mais direcionada e eficiente no processo de perda de peso.

> Ao integrar ciência e praticidade, esse medicamento destaca-se como uma ferramenta valiosa no arsenal médico, oferecendo uma nova perspectiva para aqueles que buscam superar os desafios do excesso de peso.

USO RESPONSÁVEL DE MEDICAMENTOS PARA PERDA DE PESO: A IMPORTÂNCIA DA ORIENTAÇÃO MÉDICA

Embora a prática de automedicação seja uma realidade entre os brasileiros, é crucial destacar os perigos que essa abordagem pode acarretar, especialmente quando se trata de medicamentos destinados à perda de peso.

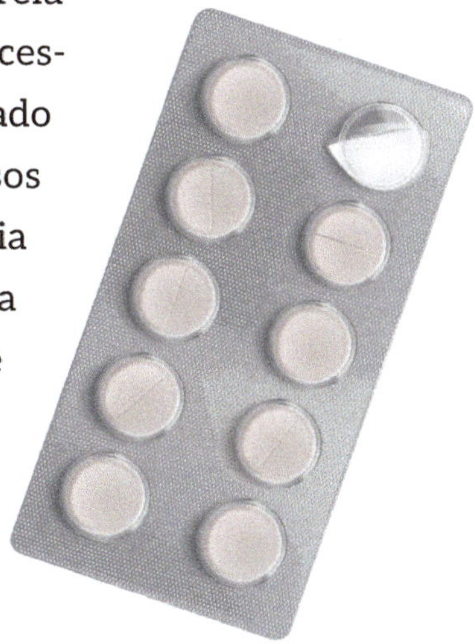

Um dos riscos mais significativos está relacionado ao pâncreas, um órgão vital no processo de produção de insulina. O uso inadequado desses medicamentos pode desencadear casos graves de pancreatite, resultando na falência do órgão e, por conseguinte, na dependência insulinodependente. Esse cenário, além de impactar a qualidade de vida do paciente, pode levá-lo a um quadro de diabetes insulinodependente, demandando a administração regular de insulina.

A necessidade premente de orientação médica ganha destaque diante desses riscos potenciais. O acompanhamento profissional é essencial não apenas para determinar a dosagem adequada, mas também para monitorar possíveis efeitos colaterais e ajustar o tratamento conforme necessário. A automedicação pode resultar em doses excessivas, desencadeando sintomas como enjoos, perda de apetite e fraqueza, comprometendo a eficácia do tratamento e a saúde do indivíduo.

É imperativo dissipar a ideia de que o uso desses medicamentos é proibitivo. Cada paciente é único, e a trajetória de emagrecimento deve ser cuidadosamente delineada pelo médico, considerando as particularidades de cada caso.

Além disso, a importância de evitar a automedicação é ressaltada pela complexidade desses medicamentos, que muitas vezes envolvem custos elevados.

É fundamental ressaltar que a automedicação e o uso indiscriminado de medicamentos para emagrecer podem acarretar riscos à saúde. A orientação e a supervisão médica são cruciais para garantir a segurança e a eficácia do tratamento, monitorando possíveis efeitos colaterais e ajustando a prescrição conforme necessário.

Conclusão

AO CHEGARMOS ao final deste percurso de exploração sobre o emagrecimento saudável, é importante refletirmos sobre os muitos aspectos abordados ao longo deste livro. Desde a compreensão profunda da obesidade até os elementos cruciais, como alimentação, exercício, equilíbrio emocional, sono e muito mais, cada capítulo foi cuidadosamente elaborado para fornecer uma visão ampla sobre como alcançar uma vida mais saudável, feliz, com qualidade e ainda mais longa.

No decorrer dos capítulos, discutimos desde a importância de reconhecer e superar crenças limitantes, cultivar uma mentalidade positiva até enfrentar os desafios do emagrecimento com determinação e perseverança. Aprendemos que a saúde e o bem-estar não são apenas alcançados por meio de dietas restritivas ou exercícios extenuantes, mas, sim, através de uma visão realista e integrativa que valoriza o equilíbrio físico, emocional e mental.

Meu objetivo com este livro não é apenas fornecer informações, mas inspirar uma mudança real e transformadora em sua vida. Encorajo você a não apenas ler estas palavras, mas a absorvê-las e colocá-las em prática.

Lembre-se de que cada passo dado em direção a um estilo de vida mais saudável é um investimento em seu bem-estar futuro. Não se trata apenas de perder peso, mas de ganhar saúde, vitalidade e qualidade de vida. Portanto, não desanime diante dos desafios, veja-os como oportunidades de crescimento e superação.

Ao fechar este livro, quero que se sinta capacitado e motivado a tomar as rédeas de sua saúde e a escrever o próximo capítulo de sua história com confiança e determinação. Que estes ensinamentos, baseados em muitos anos de estudo, sejam não apenas fonte de conhecimento, mas um guia completo e inspirador para uma vida mais longeva e saudável.

Sou grato pela oportunidade de poder compartilhar conhecimentos adquiridos através de muito trabalho e dedicação. Que cada página seja um lembrete constante de que você tem o poder de transformar sua vida e alcançar seus objetivos mais ambiciosos. Que sua jornada de emagrecimento seja repleta de sucesso, felicidade, autoestima renovada e realizações. Vamos juntos em direção a um futuro mais saudável!

NÃO É APENAS
SOBRE
EMAGRECIMENTO,
É SOBRE
TRANSFORMAR
VIDAS.

APÊNDICE

RECURSOS ADICIONAIS PARA APROFUNDAMENTO NO ASSUNTO

Academia de Nutrição e Dietética (AND).

American College of Sports Medicine (ACSM).

American Heart Association (AHA).

Anxiety and Depression Association of America (ADAA).

Associação Brasileira para o Estudo da Obesidade e Síndrome Metabólica (ABESO).

Centros de Controle e Prevenção de Doenças (CDC).

Instituto Nacional de Diabetes e Doenças Digestivas e Renais (NIDDK).

Mayo Clinic.

National Center for Biotechnology Information (NCBI).

National Institute of Mental Health (NIMH).

National Library of Medicine (NLM).

Organização Mundial da Saúde (OMS).

Sleep Foundation.

Tony Robbins - Diversos livros e palestras.

Journal of Applied Physiology.

Journal of Psychosomatic Research.

Medicina. 2. ed. (ver. e amp.).

Medicine and Science in Sports and Exercise.

REFERÊNCIAS BIBLIOGRÁFICAS

AUSTIN, J. T.; VANCOUVER, J. B. Goal constructs in psychology: structure, process, and content. *Psychological Bulletin*, Washington, D.C., v. 120, n 3, p. 338-375, 1996. Disponível em: https://doi.org/10.1037/0033-2909.120.3.338.

BAIKIE, K. A.; WILHELM, K. Emotional and physical health benefits of expressive writing. *Advances in Psychiatric Treatment*, v. 11, n. 5, p. 338-346, set. 2005, Disponível em: https://doi.org/10.1192/apt.11.5.338.

BERKOWITZ, L. Positive consequences of reinforcement. *Psychological Review*, 1970.

CAMERON, J.; PIERCE, W. D. *Rewards and intrinsic motivation*: resolving the controversy. Boulder, CO: Westview Press, 2002.

DAVIS, M.; ESHELMAN, E. R.; MCKAY, M. *The relaxation and stress reduction workbook*. Oakland, CA: New Harbinger Publications, 2019.

DWECK, C. S. *Mindset*: a nova psicologia do sucesso. São Paulo: Objetiva, 2006.

DRZEZGA, A.; WEBER, W. A.; GANJEI, J. K.; KUBIES, D.; MINOSHIMA, S.; LAMMERTSMA, A. A.; SCHWAIGER, M. Mapping the human brain during recovery from the effects of heroin. *Psychiatry Research*: Neuroimaging, 2001.

FRANKLIN, D. *Visualizing success*: how to unlock the unseen forces that drive all great leaders. New York, NY: Morgan James Publishing, 2001.

GERMER, C. K.; NEFF, K. D. Self-compassion in clinical practice. *Journal of Clinical Psychology*, Oakland, CA, p. 135-153, 17 jun. 2013.

GOLLWITZER, P. M. Implementation intentions: strong effects of simple plans. *American Psychologist*, Washington, D.C., n. 54, p. 493-503, 12 maio 1999.

LOCKE, E. A.; LATHAM, G. P. Building a practically useful theory of goal setting and task motivation: a 35-year odyssey. *The American Psychologist*, n. 57, p. 705-717, 2002. Disponível em: https://doi.org/10.1016/j.learninstruc.2018.08.002

NEAL, D. T.; WOOD, W.; LABRECQUE, J. S.; LALLY, P. How do habits guide behavior? Perceived and actual triggers of habits in daily life. *Journal of Experimental Social Psychology*, n. 48, p. 492-498, 2012.

NEFF, K. D. The development and validation of a scale to measure self-compassion. *Self and Identity*, p. 223-250. Disponível em: https://doi.org/10.1080/15298860309027

OGDEN, J. *The psychology of eating*: from healthy to disordered behavior. New Jersey, NY: John Wiley & Sons, 2018.

PENNEBAKER, J. W.; EVANS, J. F. *Expressive writing*: words that heal. Enumclaw, WA: Idyll Arbor, 2014.

ROBBINS, S. J. Setting goals that work for you. *Psychology Today*, New York, NY, 2017.

ROBINSON, E.; ALMIRON-ROIG, E.; RUTTERS, F.; DE GRAAF, C.; FORDE, C. G.; SMITH, C. T.; HIGGS, S. A systematic review and meta-analysis examining the effect of eating rate on energy intake and hunger. *The American Journal of Clinical Nutrition*, v. 100, n. 1, p. 123-151, jul. 2014.

SAPOLSKY, R. M. *Why zebras don't get ulcers*. New York, NY: Owl Books, 2004.

TRACY, B. *A nova psicologia do sucesso*, 1993. São Paulo: Gente, 1993.

WANSINK, B. *Mindless eating*: why we eat more than we think. New York, NY: Bantam, 2010.

ZIEGELMANN, J. P.; LIPPKE, S. Planning and strategy use in health behavior change: a life span view. *International Journal of Behavioral Medicine*, v. 14, n. 1, p. 9-30, 2007.

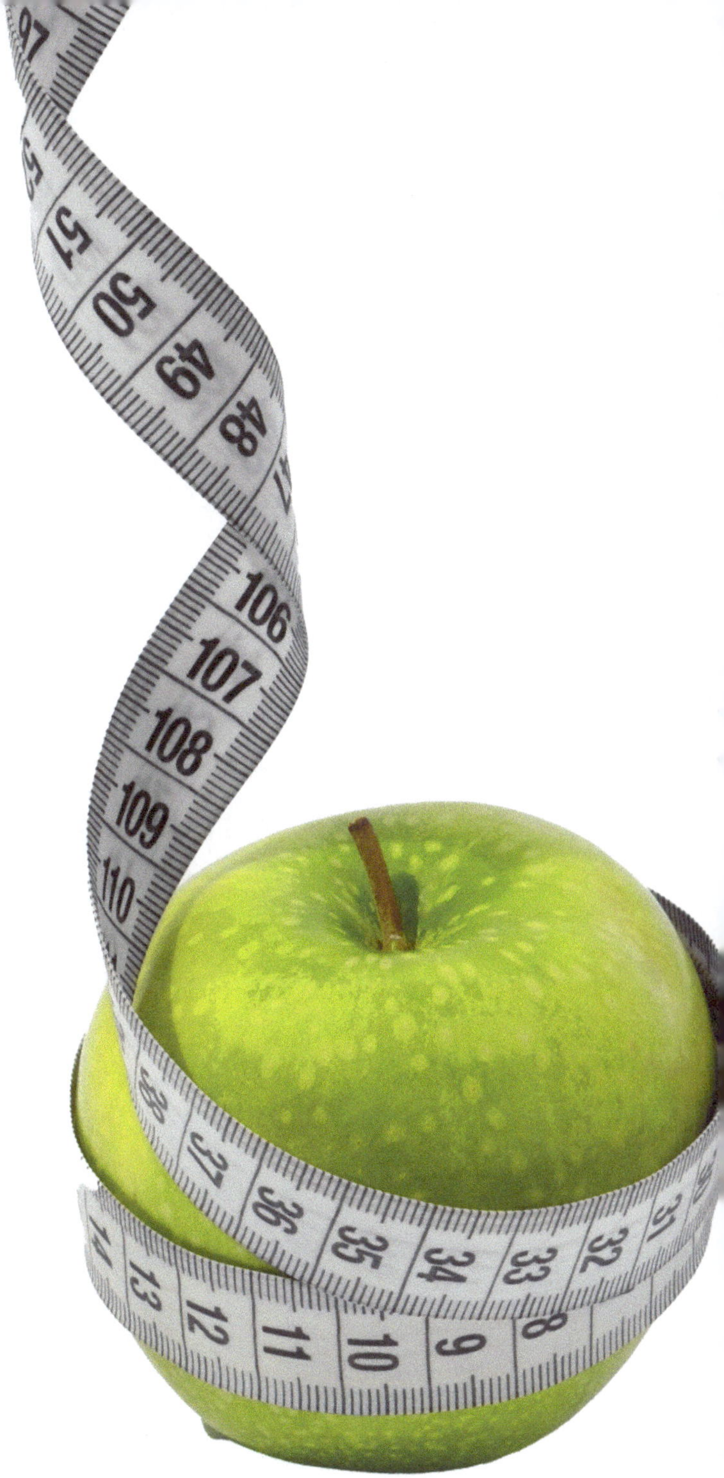